心脏的奥秘

XINZANG DE AOMI

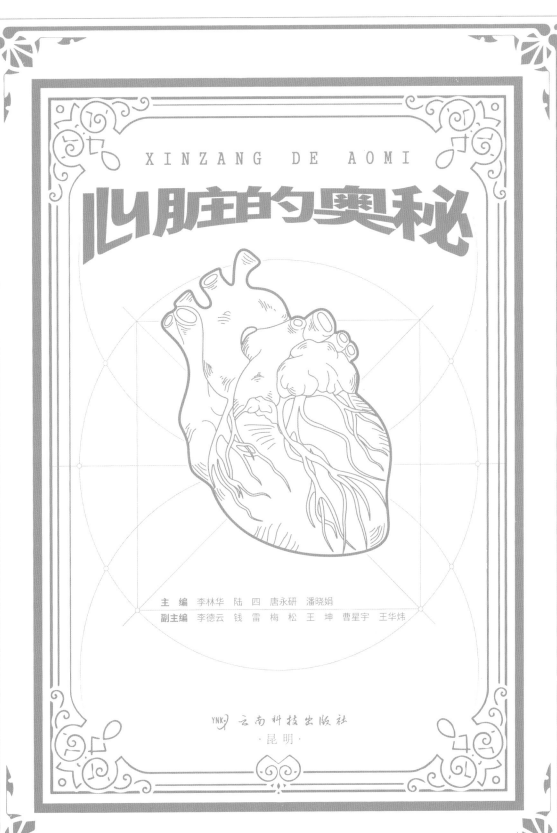

主 编 李林华 陆 四 唐永研 潘晓娟

副主编 李德云 钱 雷 梅 松 王 坤 曹星宇 王华炜

YNK 云南科技出版社
·昆明·

图书在版编目（ＣＩＰ）数据

心脏的奥秘 / 李林华等主编. -- 昆明：云南科技
出版社，2023.9
ISBN 978-7-5587-5192-9

Ⅰ.①心… Ⅱ.①李… Ⅲ.①心脏病—康复医学
Ⅳ.①R541.09

中国国家版本馆CIP数据核字(2023)第170650号

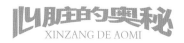

XINZANG DE AOMI

李林华　陆　四　唐永研　潘晓娟　**主编**

出 版 人：温　翔
策　　划：胡凤丽
责任编辑：汤丽鋆　马　莹　张彦艳
整体设计：长策文化
责任校对：秦永红
责任印制：蒋丽芬

书　　号：ISBN 978-7-5587-5192-9
印　　刷：昆明亮彩印务有限公司
开　　本：787mm×1092mm　1/16
印　　张：9.625
字　　数：153千字
版　　次：2023年9月第1版
印　　次：2023年9月第1次印刷
定　　价：68.00元

出版发行：云南科技出版社
地　　址：昆明市环城西路609号
电　　话：0871-64192372

编委名单

一 主 编 一

李林华　陆　四　唐永研　潘晓娟

一 副主编 一

李德云　钱　雷　梅　松　王　坤　曹星宇　王华炜

一 编 委 一

(排名不分先后)

钱　雷（昆明医科大学第一附属医院）

李德云（昆明医科大学第一附属医院）

陆　四（昆明医科大学第一附属医院）

李林华（昆明医科大学第一附属医院）

王华炜（昆明医科大学第一附属医院）

梅　松（昆明医科大学第一附属医院）

王文杰（昆明医科大学第一附属医院）

王　坤（昆明医科大学第一附属医院）

孙　青（昆明医科大学第一附属医院）

曹星宇（昆明医科大学第一附属医院）

史云科（昆明医科大学第一附属医院）

马一铭（昆明医科大学第一附属医院）

陈俊宇（昆明医科大学第一附属医院）

孙贵虎（昆明医科大学第一附属医院）

李龙君（昆明医科大学第一附属医院）

杨理宏（昆明医科大学第一附属医院）

李先斌（昆明医科大学第一附属医院）

王锦成（昆明医科大学第一附属医院）

陶继发（昆明医科大学第一附属医院）

张超月（昆明医科大学第一附属医院）

唐永研（云南省阜外心血管病医院）

潘晓娟（云南省阜外心血管病医院）

史　青（云南省阜外心血管病医院）

文　帆（云南省阜外心血管病医院）

马米尔（云南省阜外心血管病医院）

徐梦云（云南省阜外心血管病医院）

张旭睿（云南省阜外心血管病医院）

杨蕊骏（红河州第一人民医院）

李海清（昆明医科大学）

前 言

　　随着时代的发展、社会的进步，人们的健康意识逐渐增强，对疾病的认识逐渐深入，对疾病相关知识的需求也在逐渐增加。与此同时，大众对心血管疾病相关知识没有系统地了解与掌握，无法在第一时间知道自己所患疾病，部分人群在心血管疾病早期诊断、早期治疗方面存在认知不足。据此，基于学科专业背景，我们编写这本面向普通大众的有关心血管疾病知识的书籍，帮助大家少走弯路、少花钱，实现普及健康知识的目的。

　　付诸心力，终见成果。全书以临床医生的视角，与读者进行有效对话，讲解了心血管常见疾病、出现紧急情况要如何处理等方面的医学知识，弥补大众对心血管知识的不足，帮助大家对心血管疾病能够做到早预防、早发现、早治疗，避免一些"悔之晚矣"的情况出现。

　　全书文字力求朴素易懂，读者可以像读小说一样，通过轻松的文字阅读就能学到心血管疾病相关的知识。本书从心脏结构、心脏功能等基本医学知识出发，介绍心血管疾病是如何形成、如何预防的。当然，读者亦能从本书中认识到医生是如何诊断疾病以及如何治病救人的，还能从本书中明白患者和家属配合医生治疗的重要价值及积极意义，共同构建和谐的医患关系。

本书作为一本心血管知识科普书，可常备于大众身边。希望读者能通过阅读这本书，对心血管疾病有科学的认识，做好自己"健康第一责任人"的工作，在遇到症状发作时，阅读完本书的读者不再慌乱，不再茫然无措，而是心里有谱、胸有成竹——知道如何就医，如何帮助家人，如何配合医生。

在编写本书的过程中，各位编者已付出诸多努力，但由于时间精力有限，难免存在不足之处。如果在阅读本书的过程中发现问题，敬请指出为谢。

李林华　陆　四　唐永研　潘晓娟

2023 年 7 月

目录

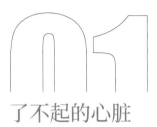

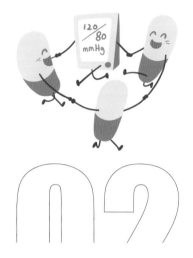

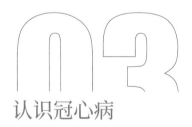

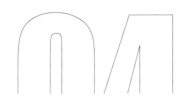

晕厥
——大脑意识的任性出走

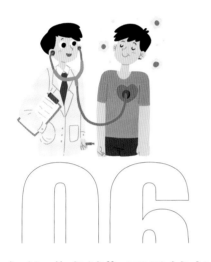

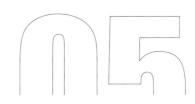

心力衰竭
——卷不动了

有种"成就"不是越高越好
——高血压

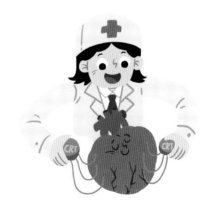

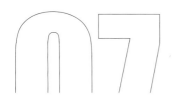

心肌病知多少

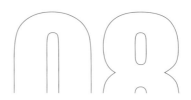

高脂血症
——冠心病的好朋友

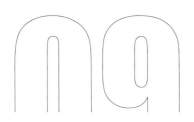

甜蜜的负担
——血糖惹的祸

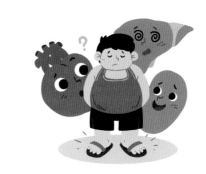

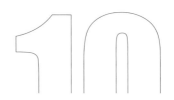

心跳漏了一拍并不都是浪漫的
——心律失常

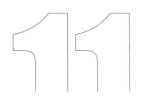

传说中的"心门"
——心脏瓣膜

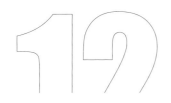

先天性心脏病

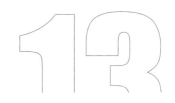

心脏的救兵
——心脏介入治疗

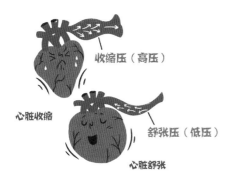

收缩压（高压）

心脏收缩

舒张压（低压）

心脏舒张

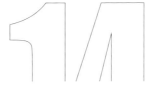

心包炎与心肌炎

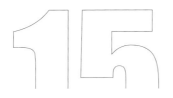

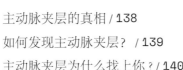

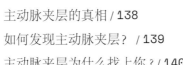

主动脉夹层

01

了不起的心脏

明明白白我的"心"

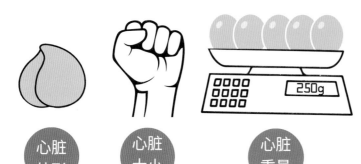

心脏外形　心脏大小　心脏重量

对大多数人而言，心脏位于胸腔正中稍偏左，也有少部分人的心脏位于胸腔稍偏右的位置。

从结构上来看，心脏由4个腔室、4个瓣膜、血管和1套传导系统组成。

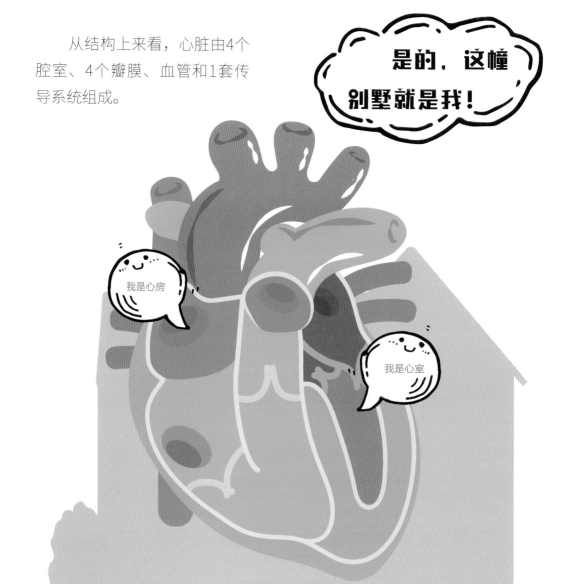

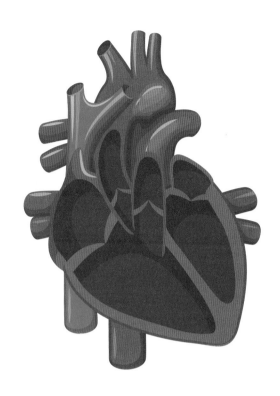

　　心脏就像一座两层别墅，4个腔室就是别墅里的房间。楼上的2个"房间"叫心房，心房之间的壁叫房间隔；楼下的2个"房间"叫心室，心室之间的壁叫室间隔。房间隔与室间隔就像房间的墙壁一样，把心房和心室隔开，互不影响。

　　如果"墙壁"出现小洞，就是房间隔缺损或室间隔缺损，这都是心脏的结构出现了问题。这些问题可能是先天的，也可能是疾病导致的。

　　心脏瓣膜就像房间的门，可以打开、关闭。心脏共有4道门：二尖瓣、三尖瓣、主动脉瓣、肺动脉瓣。这4道门设置在心房与心室之间、心室与动脉之间。主动脉瓣是大门，是控制血流的总阀门。心脏瓣膜保证血液朝着固定方向流动，使血液循环有序进行，防止血液倒流。常见的瓣膜疾病包括瓣膜狭窄（门不能完全打开）和瓣膜关闭不全（门关不严）。如果瓣膜狭窄，自心脏流出的血液会减少；如果瓣膜关闭不全（门关不严），自心脏流出的血液会反流回心脏。

血管就像"水管"，血管堵塞会导致流入心脏的血液减少，这使心脏获得的营养也减少，为心脏疾病埋下伏笔。人们常说的冠心病就是冠状动脉狭窄引起的。

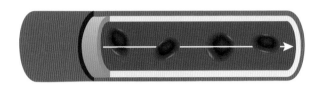

心脏传导系统就像别墅的"电路系统"，负责控制心脏跳动。一旦"电路"出现问题，心脏跳动就不规律，出现心律失常。

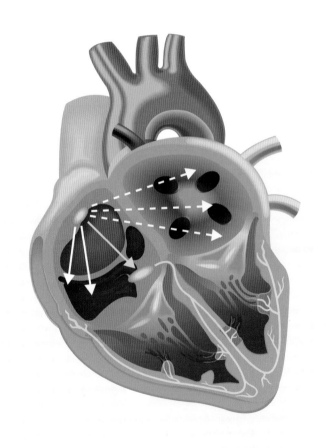

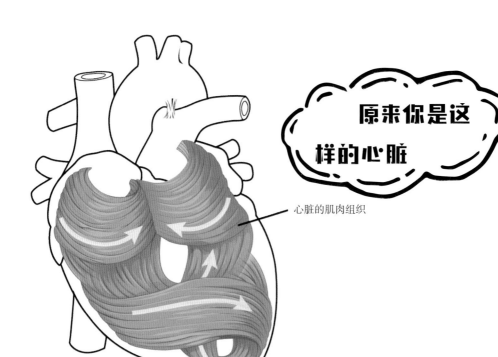

原来你是这样的心脏

心脏的肌肉组织

从组成成分来看，心脏包括肌肉组织、神经组织、结缔组织、上皮组织。

肌肉组织

心脏的肌肉组织内附有一些结缔组织，它们共同构成了心脏的"骨架"。

神经组织支配末梢神经活动，促进血液循环，对心脏缺氧极其敏感。如果发生神经功能紊乱，就会导致心动过速或过缓。

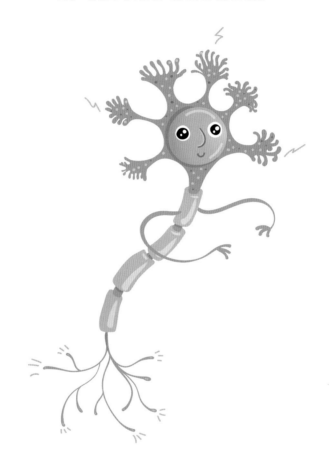

结缔组织

心脏瓣膜就是结缔组织。

上皮组织

心脏的上皮组织主要起到保护、支持心脏的作用。

心脏的功能很强大

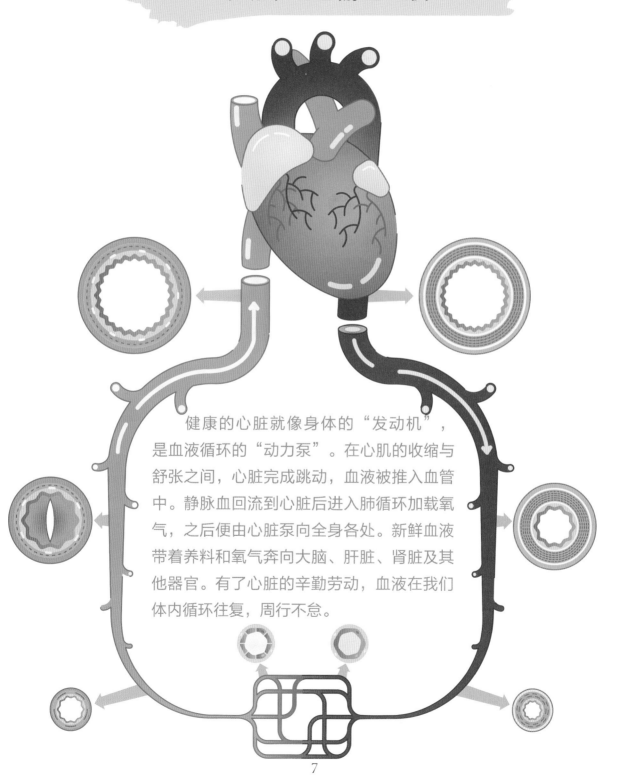

健康的心脏就像身体的"发动机"，是血液循环的"动力泵"。在心肌的收缩与舒张之间，心脏完成跳动，血液被推入血管中。静脉血回流到心脏后进入肺循环加载氧气，之后便由心脏泵向全身各处。新鲜血液带着养料和氧气奔向大脑、肝脏、肾脏及其他器官。有了心脏的辛勤劳动，血液在我们体内循环往复，周行不怠。

细腻又体贴的内分泌功能

意外吧，心脏还有内分泌功能。心肌细胞可以分泌多种激素和生物活性物质用以调控血管功能，进而调控血压和心脏功能。

心脏出现问题我们将"寸步难行"，保护心脏至关重要。

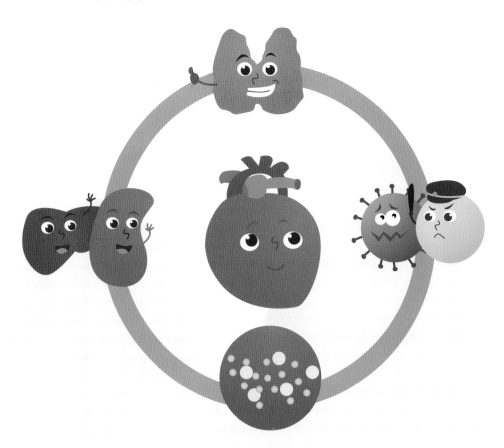

冠状动脉就是这么神奇

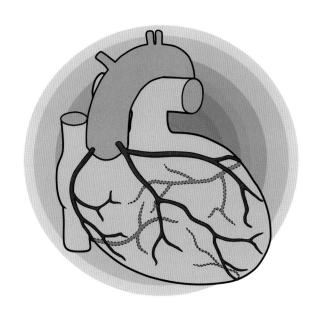

冠状动脉是一心一意负责给心脏供血的。身体分泌的一些物质，如乳酸、腺苷，可以调控冠状动脉，使之舒张或收缩，它扩张时可以增加血液供应，收缩时可以减少血液供应。当我们进行剧烈运动时，或者来到高海拔地区遇到氧气相对稀薄的情况，身体需要更多血液，冠状动脉就会扩张，向心脏输送更多的血液，保证身体和心脏有足够多的氧气和营养；当我们休息的时候，身体对氧气和营养的需求减少，冠状动脉供血就相对减少。

一颗健康的心脏会根据身体需要供应血液，任劳任怨。心脏正常工作的前提是有冠状动脉为之输送血液。健康的冠状动脉储备功能非常强大，它可以根据人体的需要，自动调节血液输送量，既能保证血液供应又能保护心脏，让人们在生活中充满活力。然而，当冠状动脉血管狭窄（狭窄度达50%～75%）的时候，它的储备功能会受影响，心脏供血能力随之被削弱。如果冠状动脉血管变窄，它工作起来就力不从心，当人剧烈运动的时候，它没有能力提供足够的血液给心脏，心脏出现缺血就容易发生人们闻之色变的心绞痛了。

是谁影响了冠状动脉的血流？

新生儿的冠状动脉管壁是光滑的。由于衰老和血脂水平升高，血管壁上会有斑块附着。就像水垢或沉积的泥沙逐渐堵塞水管一样，斑块最初形成的时候并不会造成血管显著狭窄，但是当斑块越来越大的时候，血管就难以摆脱日渐狭窄甚至闭塞的命运了。

除了衰老和血脂升高，高血压、糖尿病、高尿酸血症、肥胖等都会促使冠状动脉血管斑块形成。导致血管斑块形成的因素还包括吸烟，烟草里面的尼古丁会导致冠状动脉损伤，诱发斑块生成。

冠状动脉狭窄会影响血流量和血液流速。供给心脏的血液减少了，心脏缺血就会诱发心绞痛，这个时候要及时就医。

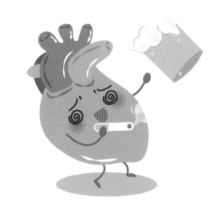

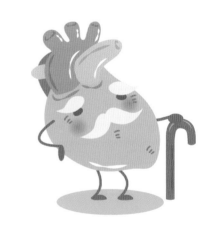

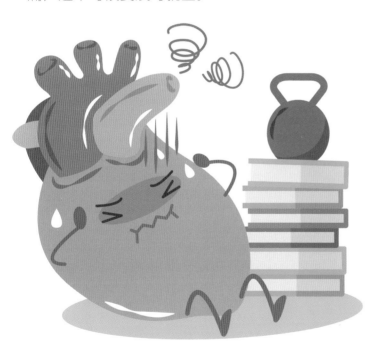

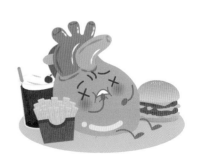

"心"有所属
——对心脏有益的饮食方案

少盐

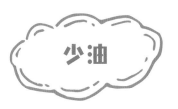

少油

荤素搭配

🥄 首先，食盐不能摄入太多，一天1个指甲盖的量就足够。尤其要注意，腊肉、腐乳等腌制品中的食盐也要计算在内。

🥄 其次，限制油脂摄入，烹饪方式应少煎少炸，以蒸煮为宜。

🥄 最后，荤素搭配心不慌。坚持每天多吃蔬菜、水果，多喝牛奶（血脂高的人建议优先选择脱脂牛奶）；少吃蛋黄、红肉、甜食和辛辣食物；少喝骨头汤、鸡汤、肉汤。

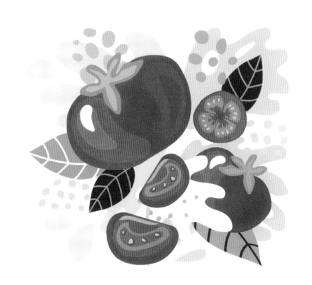

将有益于心脏健康的饮食方案总结成一句话：清淡饮食对心脏好，少油、少盐、少调料，荤素、粗细讲搭配，不煎不炸也有好味道。

强心运动方案请收好

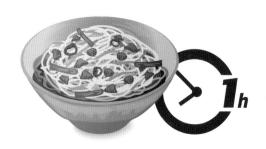 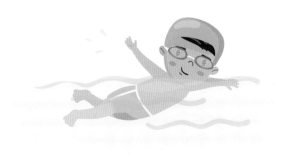

❶ 运动时间

　　根据自己一天的安排选择运动时间，建议在早饭或晚饭后1小时进行运动。晚餐不宜吃得过饱，以免影响运动效果和质量。喜欢晨跑的人可以在早上跑步，从慢跑开始逐渐加快速度，跑至微微出汗即可。

❷ 运动方式

　　以有氧运动为主，可以选择跑步、骑自行车、游泳。老年人可以选择散步、快走、打太极拳、跳舞；年轻人可以选择骑行、登山、练瑜伽、跳绳等。

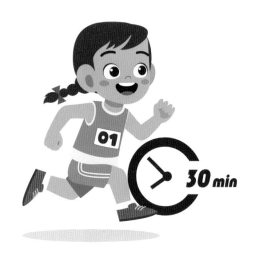 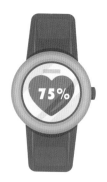

❸ 运动频率

　　根据自己的情况量力而行，坚持每周运动3~5次，每次运动30分钟以上。

❹ 运动强度

　　运动时心率到达标准心率的60%~80%。

> **标准心率=220－年龄**

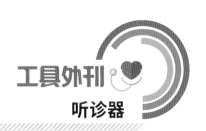

工具外刊
听诊器

到医院就诊，医生在检查时常常用到听诊器。听诊器究竟是干什么用的？听诊器到底能够传递哪些信息？

🩺 借助听诊器，医生可以评估心跳的状况：①跳得强劲有力，还是绵软无力。②心跳是否规律，有没有抢跳或漏跳的情况（如果出现抢跳或漏跳，人就会感觉心慌）。③每分钟心跳的次数是否在健康的范围内，有没有跳得太快或者太慢的情况，通常心率在 60 ～ 100 次 / 分都算是健康的。④心跳是否伴有杂音，如果有杂音，可能心脏瓣膜出现了问题。⑤心包是否有摩擦音，如果有摩擦音提示心包有炎症。

🩺 医生还会用听诊器听一听肺部有没有啰音：湿啰音提示心脏可能存在问题；干粗啰音提示肺部可能有炎症。

🩺 对于孕妈妈，到了一定的孕周，医生还会用听诊器听一听胎心音。

02

夺走健康的元凶

——动脉粥样硬化

"洞穿"动脉粥样硬化

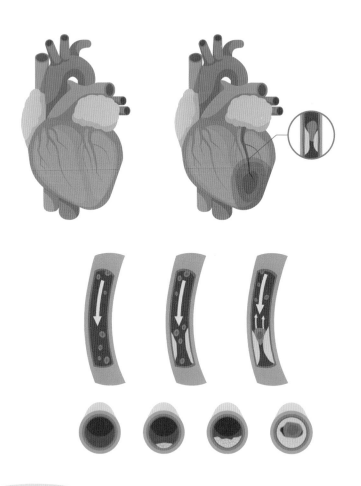

  健康动脉的管壁是富有弹性的。随着年龄的增长,动脉管壁逐渐失去弹性就是动脉硬化。除了管壁变硬,脂质聚积、纤维组织增生和钙质沉积也会导致斑块生成并附着在动脉内壁。其中,脂质聚积形成的斑块外观呈现黄色粥样,因此被称为动脉粥样硬化,多见于高血压、血脂异常人群。斑块必然会导致血管狭窄,斑块数量越多,动脉粥样硬化越严重,甚至导致血管闭塞。

动脉粥样硬化的危害

全身的动脉血管都可能出现粥样硬化，而冠状动脉、脑动脉、肾动脉、下肢动脉首当其冲，最易出现粥样硬化。

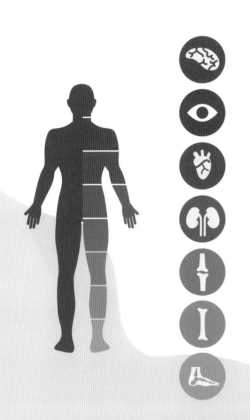

🖋 冠状动脉发生粥样硬化病变会导致心肌缺血，一旦血管完全闭塞，就会出现心肌梗死，危及生命。

🖋 脑动脉发生硬化会增加脑梗死的风险，甚至导致偏瘫。

🖋 肾动脉狭窄会影响肾供血，肾脏长期缺血会导致肾功能不全，晚期出现肾功能衰竭，这时需要接受透析治疗。

🖋 眼睛动脉硬化会影响视力。

🖋 下肢动脉硬化会导致间歇性跛行，也就是走路的时候脚会痛，每走一步都会因疼痛而停顿。下肢动脉闭塞还会使下肢坏死，皮肤都会变成黑色。

所以，你说要不要重视动脉粥样硬化?

动脉粥样硬化，谁之过？

　　为什么会出现动脉粥样硬化？血脂水平升高是造成动脉粥样硬化的"罪魁祸首"。此外，烟草里面的尼古丁会损伤光滑的血管内膜，促使斑块生成并附着在血管壁上；长期高血压会引起血管损伤；肥胖患者睡眠时会呼吸不畅；长期缺氧也会引起动脉血管损伤。这些因素都会导致动脉粥样硬化。

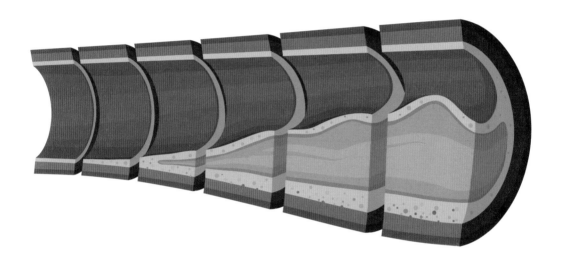

　　由此可见，造成动脉粥样硬化的大部分危险因素都与不良生活习惯有关。所以，只有养成良好的生活习惯，积极控制体重和保证健康饮食，才有利于血管健康。

> 迈开腿，管住嘴，健康幸福不后悔。

预防动脉粥样硬化不可不知的"重点"

我们知道，血脂升高是导致动脉粥样硬化的关键因素。因此，想要预防血管硬化可以从控制血脂水平入手。

🍃控制血脂水平最经济有效的手段就是控制饮食：少吃油腻的食物，尤其油炸食物；多吃蔬菜、水果；高血压患者要控制食盐摄入量。

🍃养成良好的生活习惯，不要抽烟，不要熬夜。

🍃经常打鼾的人群需要改善睡眠，找出打鼾的原因并积极纠正。

🍃肥胖的人群要积极进行体育锻炼，减轻体重。

🍃50岁以上的人群应注意监测血脂和血压，体检时进行颈动脉血管超声检查，看血管有没有粥样斑块。

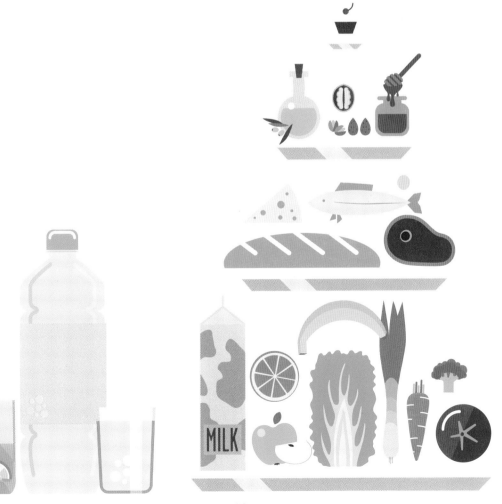

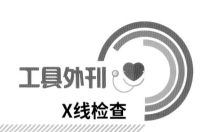

　　X 线检查是简单易行的检查方法，它可以检查肺动脉有没有突出，肺静脉有没有淤血，主动脉有没有突出、弯曲，胸主动脉有没有增宽，心尖有没有下移，心房有没有增大，以及心脏的外形是否正常。

🔘主动脉突出、楔形心脏提示有高血压的可能。

🔘肺动脉突出提示有肺动脉高压。

🔘肺静脉淤血提示有心力衰竭。

🔘胸主动脉增宽要小心主动脉有夹层。

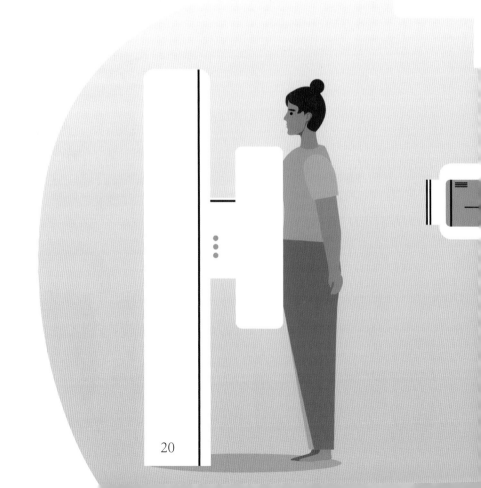

心房影增大就是说明心房增大了。根据心尖的位置也可以判断心脏是否增大：心尖左下移提示左心室可能增大；心尖左侧移，提示右心室增大。

心脏外形变化也很有讲究：烧饼心——可能有心包积液；梨形心——可能二尖瓣狭窄。

所以，别以为拍胸片就只能看肺部的问题，其实它还可以检查心脏。

X线检查既方便经济，又能提供很多信息，但它也不是万能的。毕竟 X 线只能查看心脏的外形和形态，若要看清楚心脏内部结构，还得做心脏彩超。而且并不是所有人都适合做 X 线检查，一般不建议计划怀孕的人群和孕妈妈做 X 线检查。

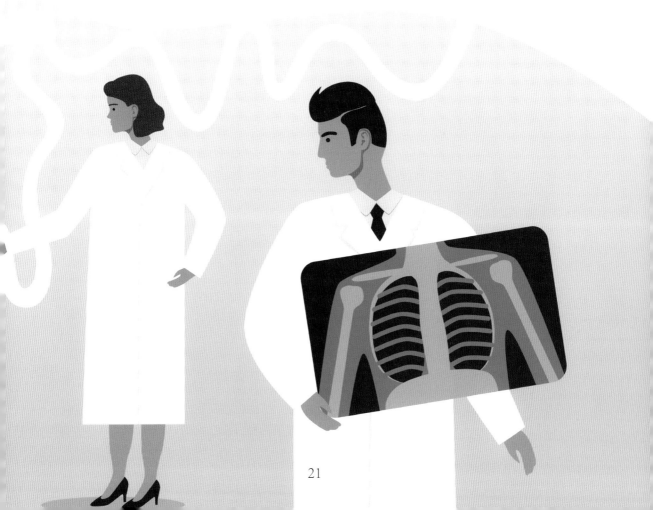

认识冠心病

冠心病到底是怎么回事？

摸清动脉粥样硬化的底细之后，要认识冠心病就简单了。

冠心病的全称是冠状动脉粥样硬化性心脏病，是指冠状动脉管壁上有斑块附着致使血管管径变窄，狭窄的血管难以供应充足的血液到心脏，导致心脏缺血的情况。

冠心病患者可出现胸痛，也就是心绞痛，有的患者会冒冷汗，有的患者伴有左上肢麻木，还有的患者表现为后背痛、牙齿痛，情况严重者甚至会发生心肌梗死。

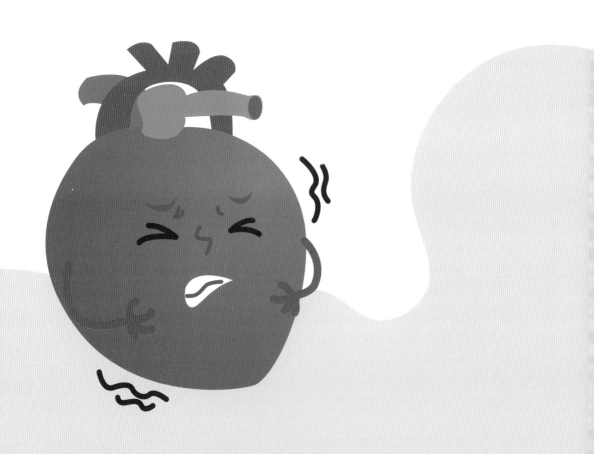

狡猾的冠心病不止一副面孔

面孔一：典型心绞痛

此类患者常在剧烈运动，如登山或跑步过程中出现胸痛。

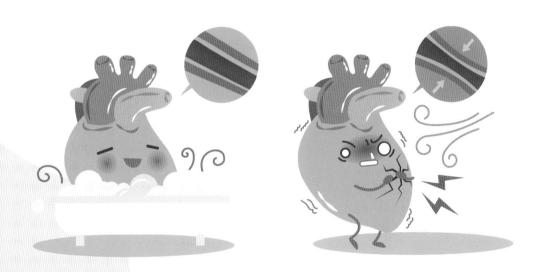

🖈 小提示

如果一个人在跑步、登山等剧烈活动过程中出现胸痛，或者在愤怒、过度兴奋时出现胸痛，有心口发闷、压迫、紧缩的感觉，胸部正中或心前区一个手掌的范围内感到火辣辣的，像吃了辣椒一样，同时还伴左上肢、左肩、左手小指麻木，喉咙不舒服，甚至全身冒冷汗，这种情况大概率就是典型心绞痛啦。这个时候应立刻停止运动，躺下休息并舌下含服硝酸甘油，3～5分钟后症状可缓解。一旦出现这种情况应立即就医。

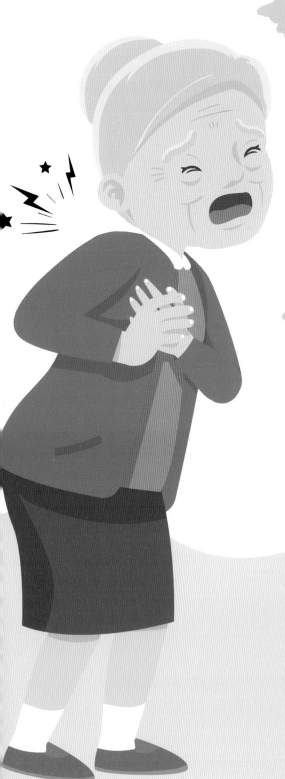

面孔二：不稳定心绞痛

有的冠心病患者流感痊愈之后发现自己在低强度运动时也出现胸痛，这就属于不稳定心绞痛。

面孔三：心肌梗死

心肌缺血得不到缓解就会出现心肌坏死，即人们常说的心肌梗死。

面孔四：长期心肌缺血

　　长期心肌缺血会导致心脏扩大，引起缺血性心肌病。

面孔五：无症状心肌缺血

　　虽然冠状动脉已然狭窄且有心肌缺血的表现，但是患者并没有感觉到胸痛，或者症状不明显的情况就是无症状心肌缺血。

　　这种类型的冠心病最为狡猾，但是对付这类冠心病，专业医生也有一套办法。医生会安排患者进行动态二合一的检查，这样可以监测患者24小时的心电图变化，进而根据检查结果做出诊断并确定治疗方案。

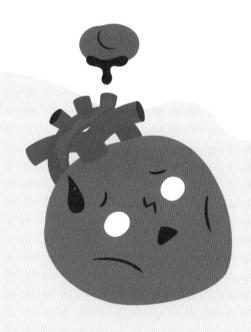

重点说说心肌梗死

发生心肌梗死该怎么办？

心绞痛发作时如果患者不在意，没有立即就医是非常危险的。心肌缺血的时间超过20分钟很可能发生心肌坏死，就是俗称的心肌梗死。此时胸痛会非常剧烈，整个人大汗淋漓、浑身发冷，感觉死神来临。如果发生心肌梗死，要保持冷静，不能慌张，患者要立即躺下休息，家属马上打"120"。患者千万不要自己去医院，而应保持电话通畅，等待救援。

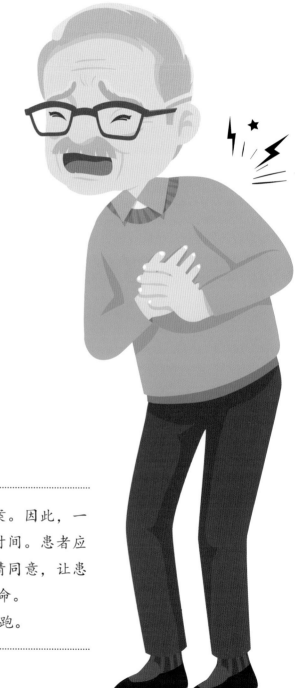

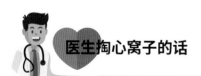

医生掏心窝子的话

面对疾病，医生会制订适合的治疗方案。因此，一旦诊断为心肌梗死，最忌犹豫不决，耽误时间。患者应遵医嘱服用医生开具的药物，家属完成知情同意，让患者尽快接受手术，疏通闭塞的血管，挽救生命。

心肌就是生命。配合好医生，与死神赛跑。

心绞痛与心肌梗死不是一回事

心绞痛

心肌梗死

心绞痛持续的时间短，患者休息3～5分钟疼痛就会缓解。此时，冠状动脉虽然出现狭窄，但还没有引起血管闭塞。

心肌梗死导致的疼痛持续的时间长，血管完全闭塞，就算休息还是会胸痛，并且伴有呼吸困难，有濒死感。心肌梗死的危险程度更高，紧急救治迫在眉睫。

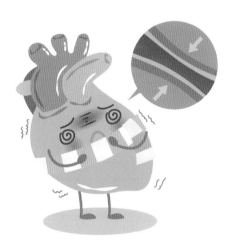 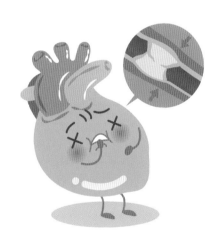

体检时接受心电图检查很有必要，尤其心血管疾病危险因素多的人群，做心电图有助于发现隐匿性心肌梗死。

不是所有的胸痛都是冠心病

出现胸痛，不要只想到是心脏的问题。根据不同的症状，患者可能需要到血液科、消化内科看看。

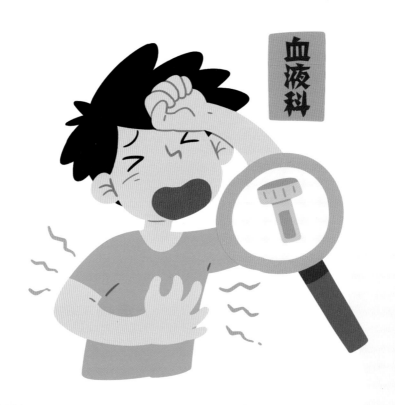

贫血也会导致胸痛，常见的是缺铁性贫血、巨幼细胞性贫血。

贫血患者往往脸色苍白，总是觉得没有力气，这时通过血常规检查就可以发现端倪。如果血红蛋白低，可能是铁缺乏；而叶酸、维生素B_{12}缺乏会导致巨幼细胞性贫血。严重贫血的患者其冠状动脉并没有狭窄，只是氧气供给不足，在用力的过程中就会感觉胸痛。这种胸痛需要到血液科就诊。

胃食管反流也会带来胸痛。这种胸痛往往在夜间出现，白天很少现身。患者经常反酸、打嗝。胃肠道溃疡的患者也会经常在夜间出现胸痛，大便变黑、吐血是这种疾病的特征。想要缓解上述这两种胸痛，需要寻求消化内科医生的帮助。

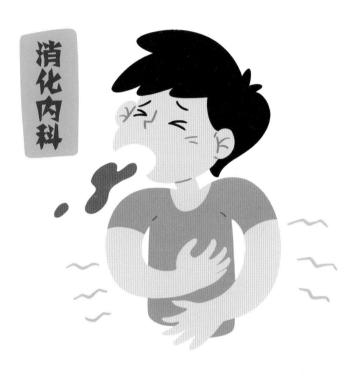

小提示——胸痛的自我判断

一口气上5～10楼没有出现胸闷、胸痛、气紧的，冠心病离你很远。

情绪焦虑、心情低落，尤其在亲人去世后胸闷、胸痛较明显的也并不一定就是冠心病，这时切忌盲目给自己用药。

心血管疾病危险因素现形记
——这些"伤心"的事就别做了

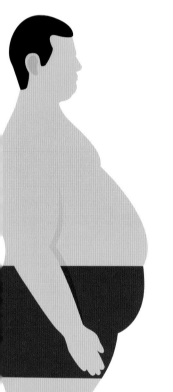

抽烟

烟草中含有尼古丁，它会直接损害冠状动脉血管。

肥胖

肥胖导致心脏负担加重，还会导致血脂、血压异常，这些都是导致心血管疾病的危险因素。

✂ 小提示——看看自己胖不胖

估算自己的标准体重非常简单：

标准体重（kg）= 身高（cm）− 105（或 110）。

体重指数（BMI）= 体重（kg）/[身高（m）]^2。

BMI 在 20 ~ 24 kg/m^2 为正常范围。

实际体重超过标准体重的 20% 或 BMI ≥ 28kg/m^2 的人就属于心血管疾病的高危人群。

睡眠呼吸障碍

如果睡觉总是打鼾则可能有睡眠呼吸障碍。这种情况不能掉以轻心，需要前往呼吸内科或者耳鼻喉科就诊，进行呼吸睡眠监测，明确睡眠中出现呼吸停顿和低通气的原因。

以静坐为主的生活方式

一个人一天中大部分的时间都是坐着或者躺着，几乎没有户外活动、体育运动，这样的生活方式就是以静坐为主的生活方式。这种生活方式并不利于心血管健康。

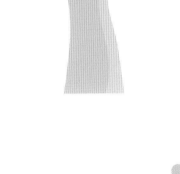

除了以上原因，高血压、糖尿病、高血脂、高尿酸血症、衰老（尤其49岁以后）、遗传、性格特征等都是导致心血管疾病的因素。

🌀绝经后的女性雌激素减少，心血管疾病风险升高。

🌀家族中有冠心病患者（男性＜55岁，女性＜65岁）的人群心血管疾病发病概率也相对高。

🌀容易急躁、比较冲动、好胜心强、缺少耐心的A型性格人群也是冠心病高危人群。因此，A型性格也被称为冠心病性格。

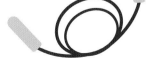

✦ 小提示——长期口服避孕药的隐藏风险

长期口服避孕药的女性也应注意心血管的健康。长期口服避孕药可导致高血压、血脂异常、糖尿病的发病率上升，还会导致血栓风险升高，这些都是导致冠心病的危险因素。

冠心病，别来烦我

既然冠心病这么可怕，应该如何预防呢？我们可以从杜绝危险因素入手。危险因素可以分为两类：可以被改变的和无法被改变的。

🔍 可以改变的因素：生活习惯、血压、血脂、血糖、尿酸……

🔍 无法改变的因素：性别、年龄。

🔍 改变可以改变的：①纠正高血脂、高血压、糖尿病、高尿酸。②戒烟、限酒、多运动、控制体重。③改善睡眠。

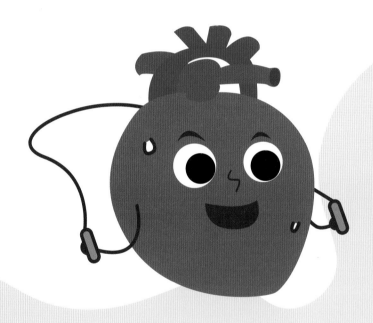

虽然我们无法改变性别和年龄，但我们可以改变心情，选择积极乐观的生活态度。这样我们的冠状动脉就不容易长斑块，我们就能和冠心病保持距离，何乐不为呢？

得了冠心病并不可怕。患者只要前往正规医院心血管内科就诊，医生会安排检查并根据检查结果制订治疗方案。根据不同病变情况，治疗方案也有差别。一般而言，医生首先考虑药物治疗；如果血管显著狭窄，胸痛又剧烈，在药物治疗的基础上还需要结合冠状动脉介入治疗。

冠状动脉介入治疗属于内科治疗，就是借助球囊将冠状动脉血管的狭窄处扩张开，有的情况需要把支架放在血管狭窄的地方，将血管撑开。如果病变复杂，球囊扩张治疗效果不好，就需要去心脏外科接受冠状动脉搭桥治疗。

冠状动脉搭桥手术是选择一根患者自己的血管作为"桥梁"，替代已经闭塞的血管，使闭塞血管中的血液在新架起的血管中流动。只是作为心脏外科手术，冠状动脉搭桥技术的创伤相对较大，患者需要积极配合医生，听从医生安排，医生会尽力还给患者一颗健康的心脏。

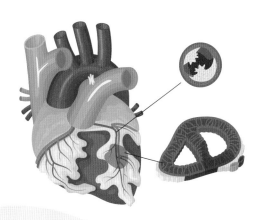

 医生掏心窝子的话——急性心肌梗死的患者不要用力拉臭臭

急性心肌梗死患者必须绝对卧床休息，不能下床活动，更不要用力解大便！用力解大便可能再次诱发心肌梗死，甚至心脏破裂。往往就在一瞬间，悲剧就发生了，这已有血淋淋的教训。大便不好解的患者可以使用通便的药物。

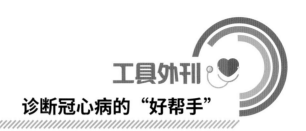

诊断冠心病的"好帮手"

冠脉 CTA

冠状动脉CTA（冠脉CTA）与冠状动脉造影（冠脉造影）都属于针对冠状动脉血管的检查。冠脉CTA，就是人们常说的螺旋CT，属于无创检查。什么情况要做冠脉CTA呢？如果患者属于冠心病的高危人群，在剧烈运动，如爬山、跑步的时候出现胸痛，医生高度怀疑患者有冠心病但其他检查还没有发现心肌缺血情况的时候，就需要借助冠脉CTA明确诊断。

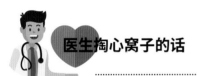

医生掏心窝子的话

导致胸痛的因素有很多，最常见的原因还是心血管出现问题。并且，由于心血管疾病危险性相对更高，导致患者常常来医院"点餐"："医生，我心肌缺血了，快给我开个冠脉CTA做做！"其实，大可不必！

专业的医生会根据病情和检查结果综合考虑患者是否需要做冠脉CTA。进行冠脉CTA检查之前要注射碘剂。因此，对碘不过敏是进行冠脉CTA检查的首要条件。同时，患者还要能够根据指令吸气、呼气、屏住呼吸；检查时心率不能太快，容易紧张的患者也不适合进行冠脉CTA检查；做冠脉CTA之前还要先检查患者的肾功能，只有肾功能在安全范围内的患者才能接受冠脉CTA检查。

冠脉CTA也有缺点，它费用较高，患者还要"吃射线"，也就是人们闻之色变的辐射。所以，患者来到医院，还是不要凭着自己有限的医学知识就开始"点餐"，听心血管内科医生的专业建议是不会错的。

🔍 冠脉造影

冠脉造影是通过将造影剂注入心脏血管内，从而确认冠状动脉血管有是否狭窄、狭窄程度如何的检查。冠脉造影比冠脉 CTA 看得更清楚。由于需要穿刺血管并将一根导管伸入心脏，冠脉造影属于微创手术。对于不能根据指令吸气、呼气、屏住呼吸的患者，或者心跳太快、心跳不规律的患者，就只能选择冠脉造影检查。在进行冠脉造影之前同样要检查肾功能，肾功能太差也不考虑做冠脉造影，否则患者有进行血液透析的风险。

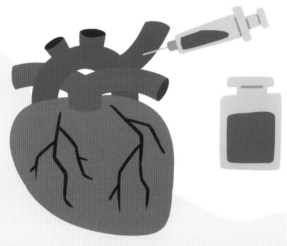

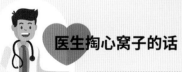

医生掏心窝子的话

"既然冠脉造影比冠脉CTA看得更清楚，那干脆直接做冠脉造影吧！"这种想法不对，又开始"点餐"啦！首先，冠脉造影毕竟是微创手术，如果通过无创的方法就可以明确病情，就避免采用有创的方式。其次，医生会根据患者的情况选择适合的检查，患者还是听医生的建议为好。

🎯 活动平板

活动平板是什么？活动平板其实就是医生给患者戴上血压、心电监测仪器，让患者在跑步机上跑步，当心率达到最大心率或减量心率时，根据患者是否出现胸痛，结合心电图变化判断是否有心肌缺血的可能。

最大心率 =220 －年龄

减量心率是
最大心率的

85%～90%

那什么时候需要做活动平板呢？在胸痛不明显或者难以评估胸痛程度的时候医生会考虑安排活动平板检查。

如果活动平板结果为阳性也不要太着急，这并不是确诊，只是提示有患冠心病可能，医生会根据情况安排进一步的检查。

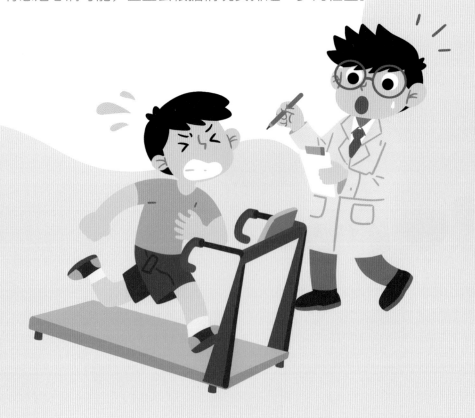

💿 心脏彩超与心脏核磁共振

心脏彩超是一种无创且方便的检查方法，检查没有辐射，人人都可以做。心脏彩超可以检查心脏结构，了解心脏大小是否正常，心功能如何，心脏有没有缺损的地方……对于部分心肌缺血、心肌梗死的情况，心脏彩超可以提示心脏有局部运动减弱、内膜变薄等情况。

心脏核磁共振的成像是立体的，对心肌缺血、心肌梗死导致的心脏改变显示得更清楚，可以帮助医生评估心脏问题的严重程度。但是进行心脏核磁共振要注射造影剂，这就要求患者肾功能不能太差。另外，核磁共振检查费用高，且检查的时候身上不能戴金属物品，检查时间也较长，还要求患者有较高的配合度（容易紧张、有幽闭恐惧症的患者就不建议做心脏核磁共振）。

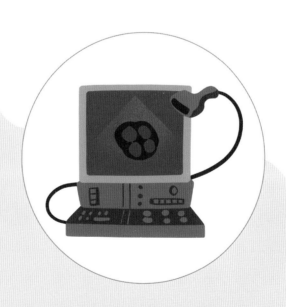

晕厥
——大脑意识的任性出走

什么是晕厥?

晕厥就是脑供血不足导致意识丧失。只要脑供血不足，就有可能晕厥。晕厥分为心源性和非心源性。

心源性晕厥

心源性晕厥是由心脏引起的晕厥，一般3~5分钟可以恢复意识。

非心源性晕厥

非心源性晕厥是指心脏以外的因素导致的晕厥，包括情景反射性晕厥（"晕血""晕针"等）、体位改变导致的晕厥、脑源性晕厥等。

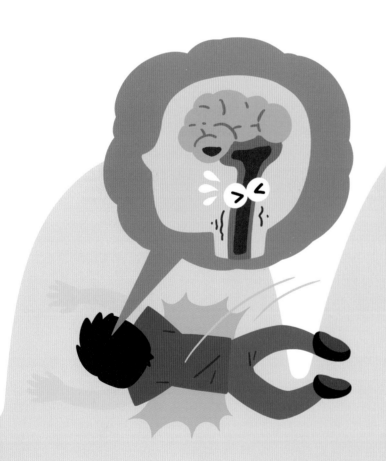

心源性晕厥

顾名思义，心源性晕厥是由心脏因素引起的，常见的有心律失常、心动过缓、三度房室传导阻滞、病态窦房结综合征、冠心病。尤其在心肌梗死发作的时候，心脏排出的血液急剧减少，脑部供血减少而来不及代偿就导致晕厥。

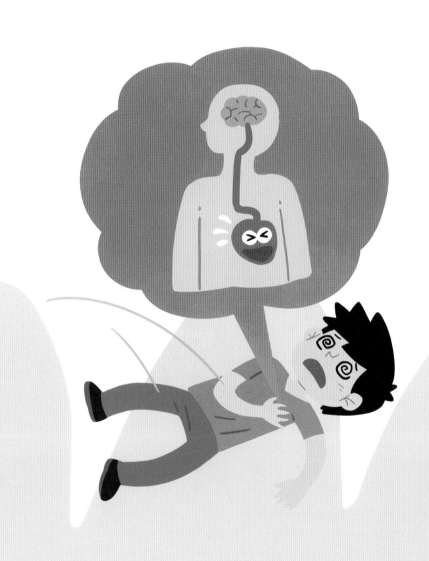

非心源性晕厥

非心源性晕厥就是心脏以外的因素引起的晕厥。

常见的非心源性晕厥

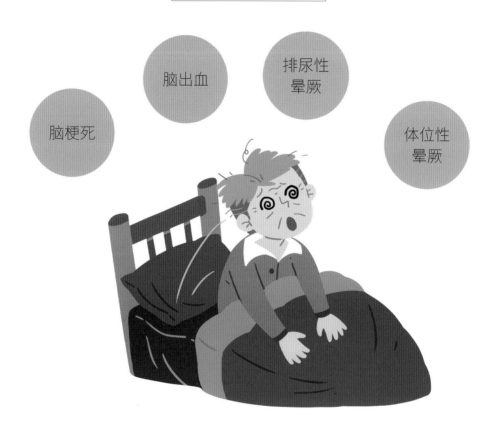

脑梗死

脑出血

排尿性晕厥

体位性晕厥

排尿性晕厥

排尿性晕厥是指排尿过程中出现的晕厥，可能与神经调节有关。患者不要憋尿，可以通过改变排尿姿势、控制排尿速度等方法避免排尿性晕厥。

体位性晕厥

体位性晕厥常发生在快速起床的过程中，体位改变太快，人就容易晕倒，尤其年长的、血压高的人群。起床时，建议先在床上活动身体、四肢，再慢慢坐起来，适应一下之后再慢慢地站起来。减缓体位改变的速度就可以避免此类晕厥发生。

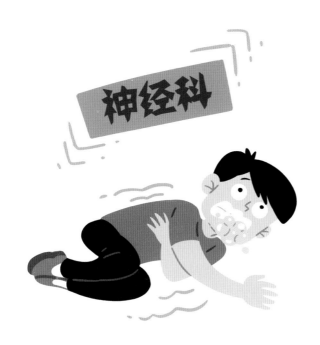

📌 **小提示——这不是晕厥**

癫痫发作的时候人也会意识丧失。患者双眼上翻、口吐白沫、身体抽搐、四肢僵硬，还可能出现大、小便失禁。癫痫患者应当前往神经内科治疗，而不是心内科。

这样做可以避免癫痫发作：①生活规律，保证充足睡眠，避免过度疲劳；②避免长时间看电视、打游戏；③饮食清淡，多食蔬菜水果，不要服用含有咖啡因、麻黄碱的药物，青霉素类或沙星类药物也要避免服用；④遵医嘱按时、按量服药，定期门诊随诊。

癫痫患者应避免驾驶汽车，也不要在海边、江河里游泳。

心力衰竭

——卷不动了

心力衰竭的自白

我是心力衰竭，我会让人呼吸困难，气不够用，随便走动走动就气喘吁吁的。我还可以让人双下肢水肿，用手指按压后会留下一个凹坑。有些人早上醒过来发现脸、眼睛周围是浮肿的，这也是我的"功劳"。我还可以让人经常咳嗽、咳痰，让人躺下睡觉时被憋醒，坐起后反而感觉呼吸得轻松。我能够让心脏只想"躺平"，却让心脏的主人不想躺平，只想坐着或者站着。

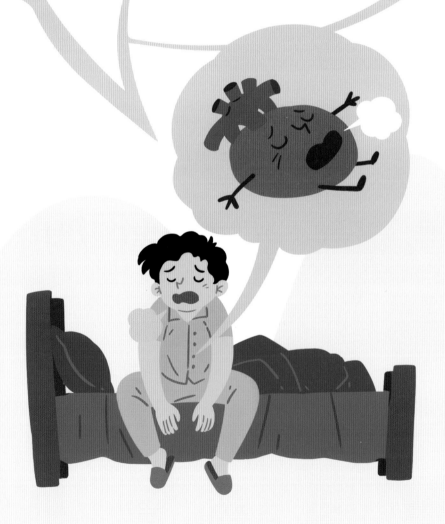

心力衰竭为什么找上门？

无风不起浪，会得心力衰竭，主要有以下几个原因：

🔋 长期高血压没有得到有效控制，导致心脏太累了，卷不动了。

🔋 血脂异常不予纠正，导致冠状动脉狭窄，心肌长期缺血缺氧，心脏动力减弱。

🔋 长期大量饮酒导致心脏变大，动力减弱。

🔋 小时候患过心肌炎没有恢复好，心脏变大，出现心力衰竭。

如同压垮骆驼的最后一根稻草，心力衰竭的发作也需要诱因。人在过度劳累、感冒发热、肺部感染、大量输液时，心力衰竭就容易发作。所以，医生不建议心力衰竭的患者大量输液，他们越输液越感觉呼吸困难。一生病就要躺着输液这种想法是错误的。

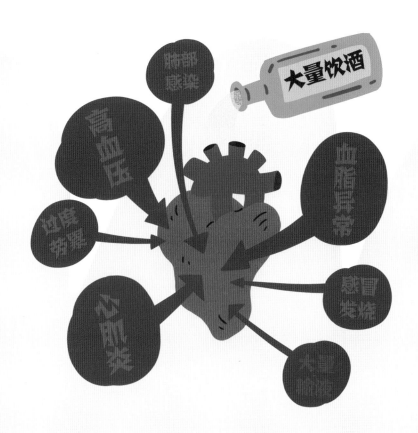

心力衰竭的症状要了解

以下这些情况都属于心力衰竭的主要症状：

🔘 活动过程中总是气不够用，觉得憋闷难受。

🔘 夜间喜欢睡高枕头，越高越舒服那种。

🔘 在睡眠过程中突然气不够用要坐起来才感觉舒服，甚至出现一躺下就呼吸困难，坐起来后呼吸就通畅的情况。

🔘 颈静脉总是充盈怒张的。

🔘 双下肢浮肿，用手指按压小腿会出现一个凹陷。

🔘 小便量突然变少，体重增加，人变胖了（其实是水肿）。

如果出现这些情况，就要警惕是不是心脏出现了问题，可以前往心内科就诊，确认是否是心力衰竭找上了门。

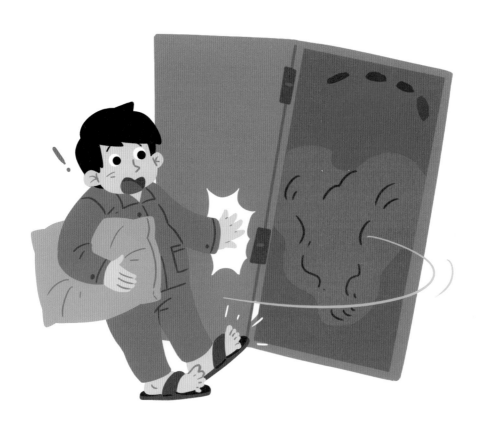

心功能分级

如何评估心功能呢？这个方法简单易行。

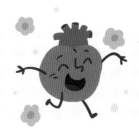

心功能
I
级

　　日常活动时没有呼吸困难、气喘吁吁的困扰。

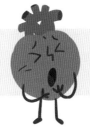

心功能
II
级

走450m左右开始呼吸困难。

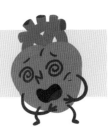

心功能
III
级

走150～450m就会出现呼吸困难。

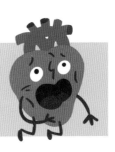

心功能
IV
级

　　行走不到150m，甚至不活动的时候也会出现呼吸困难、气不够用的情况。这个时候要赶紧去医院治疗。

> **分级越高，心功能越差。应根据心功能分级来安排饮食、运动和治疗。**

心力衰竭的高危人群

他和我年纪相仿，为什么他的心脏还好好的，我的心脏就不行了呢？
要想有一颗健康的心脏，要遵守以下健康"纪律"：

肥胖→NO!

糖尿病→NO!

高血压→NO!

冠心病→NO!

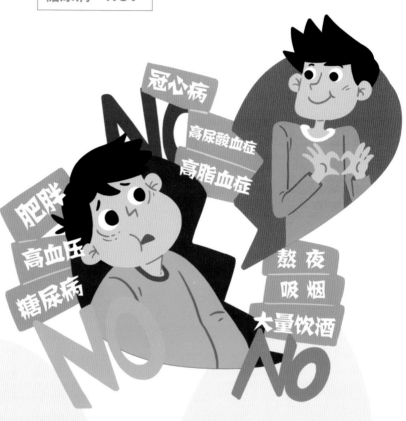

高尿酸血症→NO!

经常熬夜→NO!

高脂血症→NO!

吸烟→NO!

长期大量饮酒→NO!

心力衰竭的常规检查

如何知道自己有没有心力衰竭呢？心电图、X线、心脏彩超都是帮助判断是否有心力衰竭的好方法。还可以抽血化验心力衰竭指标BNP，也就是脑利尿钠肽，这个指标可以提示患心力衰竭的可能性有多大。如果以前没有心力衰竭的情况，而且BNP检查结果显示正常，一般就可以排除心力衰竭了。

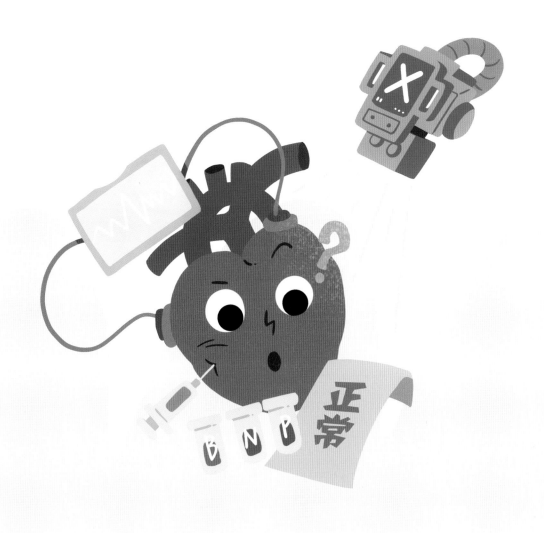

心力衰竭患者行动指南

得了心力衰竭也不必恐慌，遵守患者行动指南很关键。

🖊 保持健康的生活方式，情绪平稳，避免感冒、发热，避免劳累。

🖊 听从医嘱，坚持服药，切忌擅自停药，要按时去医院复查。

🖊 控制心率、血压、血糖，积极治疗冠心病、先天性心脏病，维持电解质平衡、血钾水平正常。

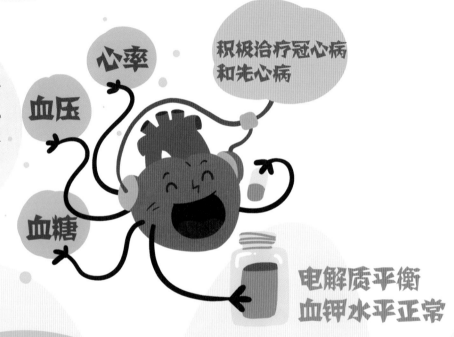

心率

血压

血糖

积极治疗冠心病和先心病

电解质平衡 血钾水平正常

🖊 监测体重，根据体重评估病情。体重增加可能是水肿加重了，这说明心力衰竭在进展，需要去医院就诊；体重减轻则可能是长期营养不良导致的，代表机体消耗多，也要去医院就诊。

🖊 根据小便情况调整食盐摄入量。小便量多的时候，可以适当增加食盐的摄入量；小便量少的时候就减少食盐的摄入量。

心力衰竭的治疗方案

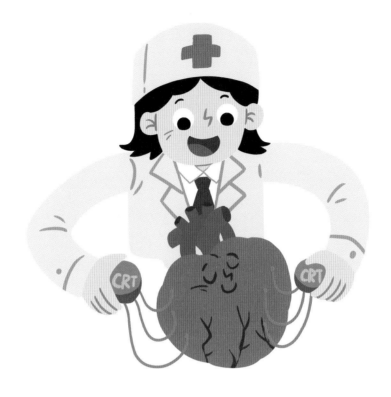

　　如果心脏扩大已经导致心脏收缩功能明显受影响，左、右心室收缩不同步，医生会根据情况决定是否在心脏植入仪器来帮助恢复心脏的功能，这就是心脏再同步化治疗（CRT）。CRT能够使左、右心室收缩同步，对心功能有改善，只是每个人的治疗效果不一样，有些患者效果较为突出，有些则不明显，而且CRT所需治疗费用相对高。

　　心脏变大、心功能差的患者发生室速、室颤风险非常高，医生会建议在心脏安装带除颤功能的起搏器，当发生紧急情况的时候起搏器可以发挥作用，挽救生命。

心力衰竭康复训练这样做

我得了心力衰竭是不是就不能运动，只有躺平了？其实并不是这样的。

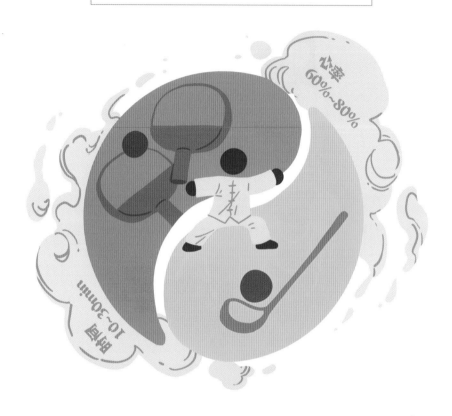

心率
60%~80%

时间
10~30min

在病情不稳定的阶段，卧床休息最好，暂时不要运动。但是当心脏功能稳定的时候，也就是没有出现呼吸困难的时候，可以从在床旁走动逐渐过渡到室外走走，身体状况允许的时候还可以练习太极拳，打乒乓球、高尔夫等，也可以做力所能及的家务，只要不感觉气不够用就可以。长时间卧床容易导致下肢静脉长血栓，一旦血栓进入肺循环会诱发肺梗死。

心力衰竭的患者应以有氧运动为主，运动时心率控制在最大心率的60%～80%。每天运动的持续时间为10～30分钟，包括3～5分钟的热身和放松运动。运动时长应限制在30分钟以内，每个星期至少运动1～3天。身体情况允许的患者，尤其是肥胖的患者，坚持每周运动5天最为理想。

颜面、下肢水肿就一定是得了心力衰竭吗？ NO！

　　"脸有些浮肿，脚也肿了，我的心脏肯定出问题了！"水肿其实未必是心力衰竭惹的祸。肾脏出现问题、营养不良、蛋白质缺乏等都会导致颜面、下肢水肿。下肢水肿还有可能是静脉回流不好导致的。这类患者的下肢静脉像蛇一样，弯弯曲曲的、鼓鼓的。静脉曲张、静脉瓣膜功能不好都会影响静脉回流，导致下肢水肿。更年期、衰老也会导致下肢水肿。长期饮酒或肝硬化出现腹水的患者下肢也会水肿。心包积液或者心包缩窄导致心脏舒张受限也会引发下肢水肿。所以，颜面、下肢水肿不一定是心力衰竭导致的。

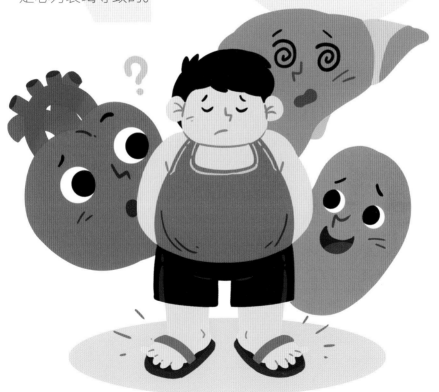

呼吸困难就是心脏出问题了？NO！

呼吸困难也就是人们说的气不够用，憋闷难受，稍一活动就气喘吁吁。一旦出现上气不接下气的情况，人们总是很紧张，担心自己的心脏出问题了。导致呼吸困难最常见的因素就是心力衰竭，但它并不是唯一因素。

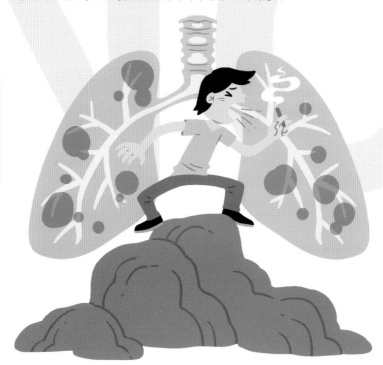

慢性支气管炎、肺气肿、长期抽烟、经常咳嗽咳痰都会导致呼吸困难，这时要检查肺功能。

严重的贫血也会导致呼吸困难，接受血常规检查就能见分晓。

体型又瘦又高的人在用力咳嗽时出现呼吸困难要警惕气胸。

支气管哮喘、肾衰竭、一氧化碳中毒都会导致呼吸困难。从平原来到高原地区容易出现胸闷、心悸、血压升高等情况，这是出现了高原反应，这个时候只要吸氧就可以缓解不适。

预防心力衰竭，做好这些事

　　大家都不想靠近心力衰竭这个"讨厌鬼"，那该如何预防呢？中医理论有治未病的说法，也就是说疾病还没出现的时候就做好预防。预防高血压饮食要少盐；预防高脂血症饮食要少油；预防冠心病就一定要戒烟。除此之外，还要做到积极进行体育锻炼，控制体重，养成良好的生活习惯，不熬夜，保持好心态。守卫健康从点点滴滴做起，自己才是健康的第一责任人。

有种 "成就"
不是越高越好

——高血压

血压就是这么一回事

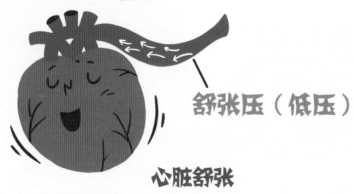

心脏收缩

收缩压（高压）

　　血液流动的主要动力来源是心脏，心脏每次收缩，尤其左心室的收缩，把其内的大部分血液泵入主动脉，血液随之被推向全身各个组织器官。也就是说，心脏的收缩使血液流动，血液在流动的过程中会对血管壁产生一定压力，这个压力就被称为血压。在不同血管内，血压被分别称为动脉血压、毛细血管压和静脉血压。人们通常所说的血压是指体循环的动脉血压，而人们测量的血压指的是上臂的肱动脉血压值。根据心脏收缩和舒张时血压的变化，动脉血压又分为收缩压和舒张压。

　　收缩压对应心脏的收缩，心脏在收缩状态下把血液推出去时血流对血管壁产生的压力就是收缩压。心脏收缩结束后，主动脉瓣关闭使左心室的血液不会继续流向主动脉，心室舒张的同时，主动脉弹性回缩，将其内的血液继续挤往全身的组织和器官，此时血液向前流动对血管壁产生的压力称为舒张压。

舒张压（低压）

心脏舒张

62

收缩压与舒张压都和谁有关？

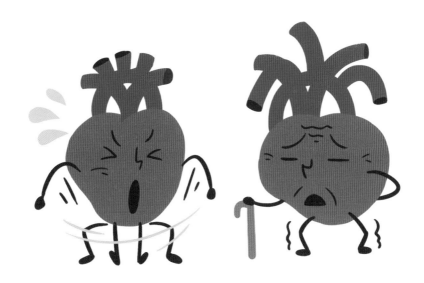

　　收缩压就是人们说的高压，它与心脏跳动的活力、血容量（人体内血液的总量）、血管阻力相关。甲亢患者收缩压高，就是因为心脏跳动得太有劲了。血容量是维持血压的主要因素，长期高盐饮食导致血容量增加，就会使血压升高（大出血的人血容量减少，血压就会降低，严重时甚至测不到血压）。血管阻力大的时候血压也会升高。

　　舒张压就是人们说的低压，它与心跳和年龄有关。老年人动脉硬化、血管弹性差，血管储备血功能差，留在血管中的血液少，低压就高不起来。这就是有的患者高压特别高，低压却正常的原因。就像脸上出现皱纹一样，压差大是自然的衰老过程，大可不必因为它而过度焦虑。年轻人往往心率快，这会导致舒张压高。所以，控制情绪、保持平常心是让血压平稳的好方法。

高血压的真面目

就像水管的弹性、水量的大小、水流遇到的阻力会影响水压一样，血管壁的弹性、血容量的大小以及血液流动时遇到的阻力也会对血压产生影响。

- 食盐摄入过多 ➡ 血容量增多 ➡ 高血压
- 睡觉打呼噜 ➡ 加速动脉硬化 ➡ 血流阻力增大 ➡ 高血压
- 肥胖、血脂高 ➡ 动脉粥样硬化 ➡ 血流阻力增大 ➡ 高血压
- 甲亢、心率快 ➡ 高血压

长期生活在噪声大的环境里，抽烟，长期口服避孕药、麻黄素、止痛药、甘草等也会引起高血压。父母都有高血压，那后代得高血压的概率会增加。有的人站着测量血压低，坐下或躺着测量血压正常，这也是需要警惕的情况，要及时前往心内科就诊。

找不到原因的高血压是原发性高血压。其他疾病引起的高血压是继发性高血压。对于继发性高血压，如果积极治疗原发病，血压有可能恢复正常。常见的会导致高血压的疾病有肾脏疾病（肾小球肾炎）、内分泌疾病（甲亢、甲减）、库欣综合征、颅内肿瘤等。

高血压的分级及标准

血压可不是越高越好。

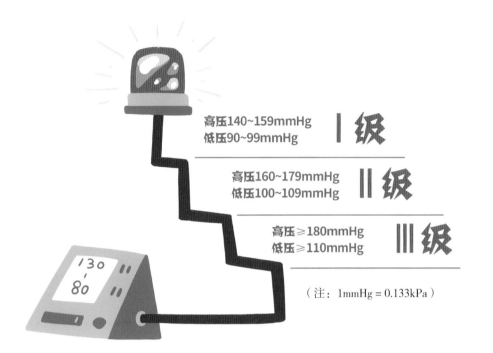

高压140~159mmHg
低压90~99mmHg   Ⅰ级

高压160~179mmHg
低压100~109mmHg   Ⅱ级

高压≥180mmHg
低压≥110mmHg   Ⅲ级

（注：1mmHg = 0.133kPa）

高血压 Ⅰ级	高压140～159mmHg和（或）低压90～99mmHg
高血压 Ⅱ级	高压160～179mmHg和（或）低压100～109mmHg
高血压 Ⅲ级	高压180mmHg以上和（或）低压110mmHg以上

高压在130～139mmHg、低压在80～89mmHg的时候就要引起注意啦！要改变不良的生活习惯，将血压控制在130/80mmHg左右。

收缩压≥140mmHg和舒张压＜90mmHg是单纯高血压，多见于老年人群。年轻人多半是舒张压高。

测量血压得这样做

测量血压有讲究，并不是把手一伸就可以了。

🔍 最好选择在肘关节位置测量血压的仪器，不要选择在腕关节处测量的。

🔍 袖子要拉开，不要隔着衣服测量，这是非常不正确的。

🔍 活动后要休息10分钟再量，并且要连续3天在同一时间段测量，比如可以每天10:00或16:00测量血压。

🔍 有的人一到医院测量血压就高，在家测血压就正常，这就是"白大褂高血压"，这种情况可以做24小时动态心电血压二合一检查；还有的人是白天血压正常，夜间血压高，这种情况也可以做动态心电血压二合一检查。如果发现隐匿性高血压，医生会根据情况评估要不要使用降压药物。

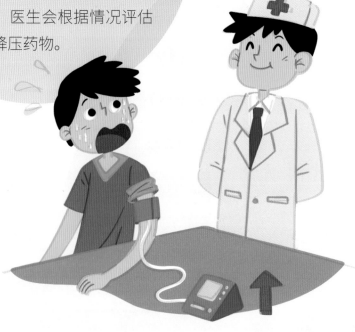

高血压的危害数一数

我们都知道高血压的危害不少，但是，因为高血压早期并不会带来明显不适，有的人甚至完全没有感觉，所以高血压很容易被忽视。还有的人因为没有不舒服的感觉，血压升高也不治疗，继续我行我素，这个时候危险已经慢慢靠近了。长期高血压的患者经常鼻腔出血。有的患者因为鼻子出血，到耳鼻喉科就诊时才发现血压已经180/100mmHg了。

1 长期高血压会损伤脑动脉，严重时出现脑梗死、脑出血。失去意识、半身不遂、不会说话或说话不清楚、不认识亲人……这些悲剧大多都是高血压导致的。

2 高血压会损伤心脏，造成心脏肥厚、心律失常、心功能不全等。

3 长期高血压还会影响肾脏。肾衰竭的发病率居高不下，究其原因，一方面，饮食、药物会导致肾衰竭；另一方面，绝大部分肾衰竭是高血压导致的。

4 高血压会导致眼底病变，不予纠正可导致视网膜病变，甚至失明。

所以，高血压还真是危害不小！

预防高血压，这些事情要做到

既然高血压危害这么大，我们应该如何预防呢？

🌀 要控制食盐的量，清淡饮食。

🌀 控制体重，拒绝肥胖。

🌀 夜间打呼噜也是不健康的，要纠正！

🌀 不要抽烟，也不要长期大量饮酒。

🌀 控制甲亢和甲减，安抚好甲状腺。

🌀 肾脏也要用心呵护，
夜尿多警惕血压升高。

🌀 注意监测血压。

🌀 体检时重视眼底检查，及时发现眼底病变。

🌀 规律生活，不要熬夜。

高血压的服药"定律"

　　治疗高血压的药物琳琅满目，常用的有六大类。医生会根据病情，选择1种或多种药物帮助患者控制血压。有的药物侧重保护心脏、双肾和脑血管；有的药物能够帮助孕妈妈控制血压；有的药物要根据患者的肾功能进行选用；年轻人和老年人用药具有差异性，年轻人降压可以降得快点，老年人降压既不能太快也不能降得太低。不同的药物有不同的适应证，要听从医生安排。

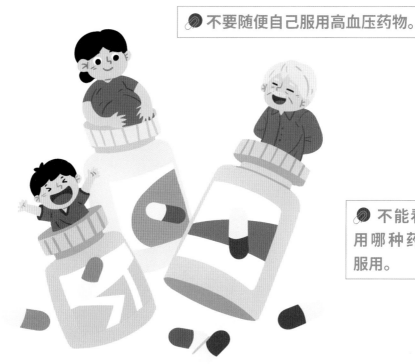

　　🖊 不要随便自己服用高血压药物。

　　🖊 不能看到别人服用哪种药物就跟风服用。

　　🖊 降压药要提前备好，不要临时发现没有药可服用，这样不利于控制血压。

　　🖊 切记不要随便停药，不然非常危险！就诊或体检的时候也不要停服降压药，服用药物并不会影响检查。

高血压引起头痛可以服用头痛粉吗？

有的患者一头痛就服用头痛粉缓解症状，这是非常不可取的。如果长期头痛应前往医院就诊，找出导致头痛的原因，头痛粉并不能解决根本问题。如果是血压升高导致的头痛，服用头痛粉后头痛暂时缓解了，但血压高并没有得到纠正。遇到头痛就给自己一包头痛粉不可取！这会害了自己。

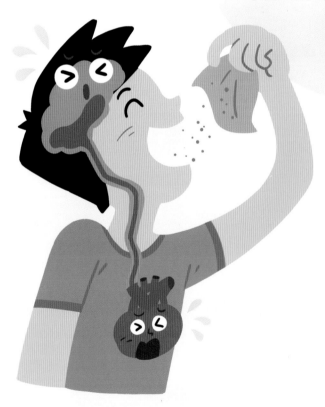

哪些情况需要紧急就医？

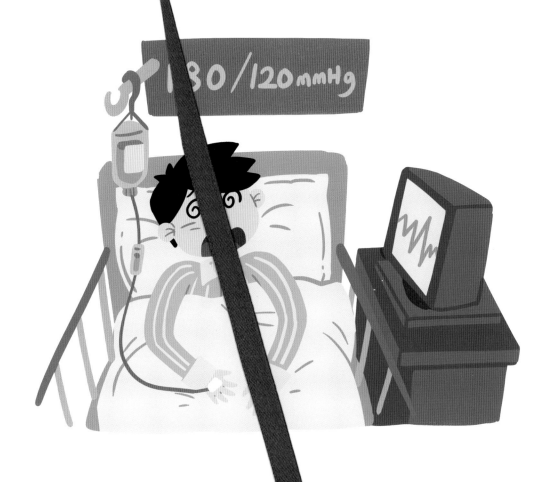

    大部分高血压坚持服药就可以得到控制，患者不需要住院。但是针对血压特别高的患者还是建议住院治疗，或急诊科留院观察。

    一旦血压达到180/120mmHg，伴有剧烈头痛、胸闷、鼻出血、呕吐、视物模糊、烦躁不安、大汗淋漓的患者必须要去医院紧急处理。

高血压饮酒有分寸

酒友们注意了！如果高血压没得到纠正就不要饮酒。

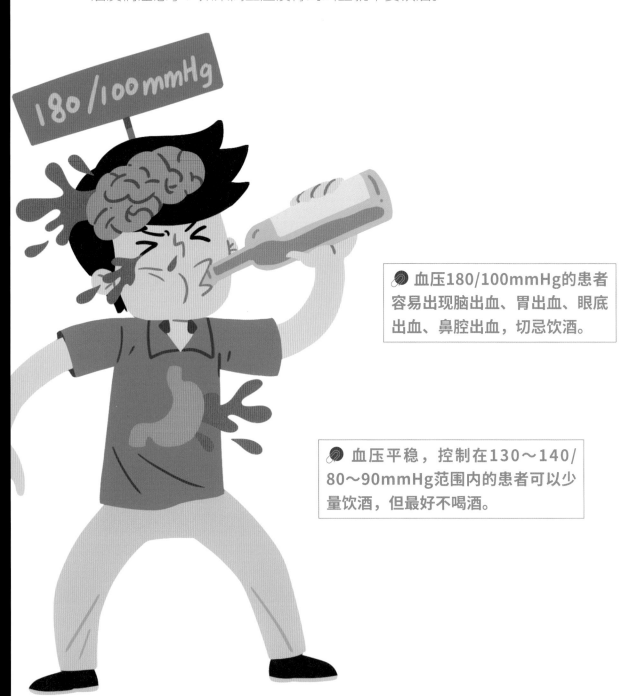

血压180/100mmHg的患者容易出现脑出血、胃出血、眼底出血、鼻腔出血，切忌饮酒。

血压平稳，控制在130～140/80～90mmHg范围内的患者可以少量饮酒，但最好不喝酒。

遇到高血压急症怎么办？

　　高血压急症的患者往往要平躺休息，同时使用静脉注射泵输入药物。患者要监测血压，直到血压平稳后才能下床活动。进药的速度是根据血压来调整的，因此患者切忌自行调整进药的速度或自行摘下血压监测设备。进行心电监护的患者如果感到电极片处瘙痒不适，可以请护理人员来查看，不要自己撕掉电极片。

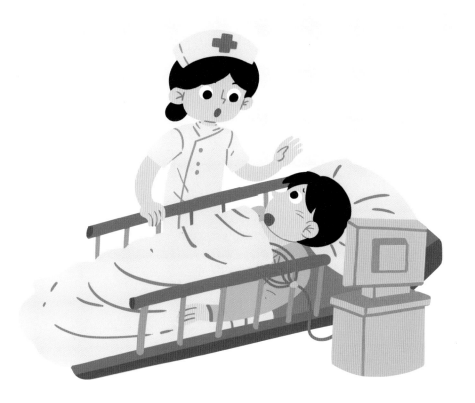

女性血压偏低怎么办？

    女性血压偏低与神经体液调节、体重过轻相关。出现这种情况的女性不用过分担心，可以前往医院接受检查，在排除心脏原因导致的低血压之后可以通过改变生活习惯来调整血压。多饮水、适当增加食盐的摄入量、加强营养、适当锻炼身体、保证充足的睡眠，这些都有助于纠正血压偏低。

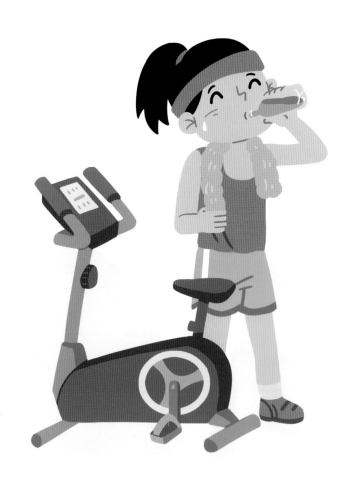

对降压药的误解

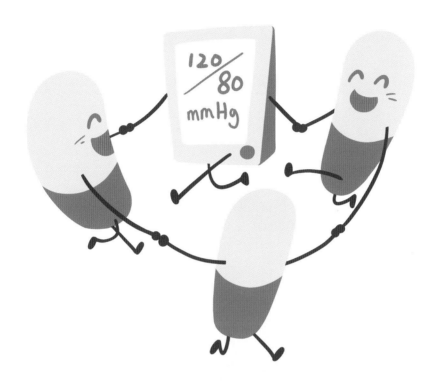

　　很多患者认为服用降压药后会产生药物依赖，所以非常抵触降压药。这是不对的，也是非常危险的。降压药并不会让人产生药物依赖。如果患者的血压长期控制在正常范围内，医生就会根据具体情况判断能否逐渐减药、停药。

　　减肥、清淡饮食、保证睡眠、改善夜间通气、适度锻炼等都有助于血压恢复正常。但如果通过上述方式血压仍得不到有效控制，还是要服用降压药物。

心肌病知多少

心肌病，我来说

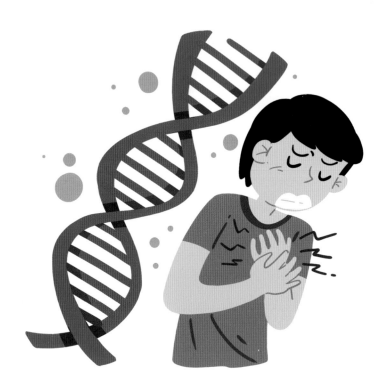

心肌病是由多种因素导致的心肌组织病变。心肌病多半与遗传有关，也有部分心肌病与系统性疾病，如血液系统疾病、风湿免疫疾病等有关。患者常常出现心室肥厚和心室扩张，进而心脏的收缩和舒张功能受到影响，最终可出现重度心力衰竭、心律失常等。

常见的心肌病包括扩张型心肌病、肥厚型心肌病、围产期心肌病、心动过速心肌病、心脏气球样变。

心肌病离我们并不遥远

扩张性心肌病常常与既往感冒引起心肌炎有关，由病毒感染导致的心肌炎症长期没有得到纠正所致。

🌀 饮酒不只会引起肝炎、肝硬化，长期大量饮酒（女性饮酒量＞40克/天，男性饮酒量＞80克/天，饮酒5年以上）也会诱发心肌病。但是只要戒酒，心脏的大小是会回缩的。

🌀 女性分娩后1~5个月内要注意休息，警惕心肌病。有的产后女性会出现心脏扩大的表现，被称为围产期心肌病。通过保证休息和积极治疗，围产期心肌病可以得到有效控制和改善。

🌀 长期心率过快也容易导致心肌病。

🌀 心肌病还与情绪波动有关。长期承受巨大压力或突然遭遇变故，如经历大手术或者亲人离世等也容易引发心肌病。这类心肌病也被称为"伤心综合征"。如果能尽快调整心情，恢复心情愉悦，心脏还是会很快恢复的。

🌀 长期缺乏硒元素会导致心脏扩大。

🌀 部分化疗药物会损伤心肌，引起心脏扩大。

🌀 甲亢长期没有得到控制也会导致心脏扩大。

心脏是能吃苦耐劳的器官，只要积极治疗、纠正不良因素，心脏扩大就还有恢复的机会。

高脂血症

——冠心病的好朋友

血脂的自我介绍

我是血脂，听我的名字就知道，我就是人体血浆中所含的脂类。中性脂肪（甘油三酯和胆固醇）和类脂（磷脂、糖脂、固醇、类固醇）是我的主要成分。其中，甘油三酯和胆固醇是大家较为熟悉的，甘油三酯负责参与能量代谢，为身体提供能量；胆固醇主要用来合成细胞浆膜、胆汁酸和类固醇激素。除了这两个家伙，大家还比较关注高密度脂蛋白胆固醇和低密度脂蛋白胆固醇。甘油三酯、胆固醇、高密度脂蛋白胆固醇、低密度脂蛋白胆固醇，这四位小伙伴是临床血脂检测的主要项目，除了高密度脂蛋白，其他三项越高越糟糕。

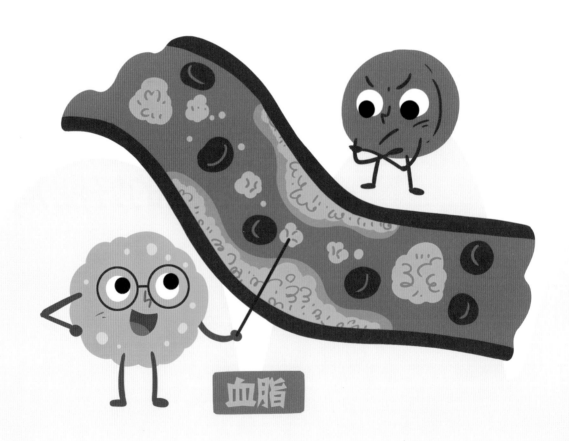

血脂

高密度脂蛋白胆固醇 vs 低密度脂蛋白胆固醇

这兄弟俩，虽然名字只相差一个字，但是作用却相差十万八千里。

高密度脂蛋白胆固醇（HDL-C）是捍卫健康的"友军"，它拥有多重身份：①血管内多余脂质的"清道夫"。血液中多余的血脂是靠高密度脂蛋白来代谢的。它可将血液中多余的胆固醇转运到肝脏，将之处理分解成胆酸盐，再通过胆道排泄出去。也就是说，高密度脂蛋白能增强身体对血脂的代谢能力，帮助保持血管畅通，使血管更清洁，但同时对血管没有任何损伤。因此，既踏实稳重又能守护血管安全的高密度脂蛋白是公认的血管内脂质"清道夫"。②抵抗动脉硬化性改变的"高手"。除了能够清除血液中的脂质垃圾，HDL-C还能修复血管内膜破损，恢复血管内皮细胞功能，使血管弹性得到恢复和保护，所以又被称为"抗动脉硬化因子"。③动脉斑块的稳定剂。高密度脂蛋白可以加强血管内已存在脂质斑块的稳定性，抑制斑块破裂或脱落，从而降低冠心病的发生概率。

低密度脂蛋白胆固醇（LDL-C）是胆固醇在血液中的载体。如果血液中低密度脂蛋白的浓度高，且没有被肝脏有效摄取，那它们就会沉积在动脉内壁上，形成动脉粥样斑块。所以，LDL-C是导致动脉粥样硬化的重要因素，是不友好的胆固醇。

拒绝油腻，这样做就对了

"行色匆匆"是甘油三酯的特点，它来得快去得也快。如果前一天晚上吃多了油腻的食物，第二天测血脂就会发现甘油三酯"异军突起"。但是只要坚持清淡、少油的饮食，它很快就降下来了。也就是说，通过控制饮食、少吃油腻的食物，甘油三酯是非常容易恢复到正常水平的。但是如果检查结果高出正常范围太多或者患者情况比较特殊，医生就会考虑使用药物帮助控制。

想要让低密度脂蛋白胆固醇降低可就没那么容易了。为了保护动脉血管，如果这一指标升高，医生会考虑使用药物。但光吃药也不能达到一劳永逸的效果，还是要"管住嘴，迈开腿"才行，多管齐下让低密度脂蛋白恢复到正常范围，防止动脉粥样硬化。

胆固醇在我们体内会长期储存，所以饮食控制是关键。首先，不要吃得太饱；其次，动物内脏、蛋黄、猪蹄、鱼子等富含胆固醇的食物要少吃。

当然，部分高脂血症与遗传因素相关，这种情况下，饮食控制和科学运动的降脂作用都可能不太理想，甚至口服药物治疗的效果都比较有限。针对这种情况，医生会考虑皮下注射药物来控制血脂水平。还有的疾病，如甲状腺功能减退、肾病综合征、库欣综合征等也会导致血脂异常，这个时候要先积极治疗这些疾病。

怎么知道自己是不是快要"油腻"了？

想要知道自己距离"油腻"有多远，最简单的方法就是看看自己的体重。如果已经超重了，那大概率血脂也会出现异常。

还有一个方法就是照镜子的时候看看眼睑周围有没有出现黄色的小颗粒，如果有可以检查血脂是否偏高。

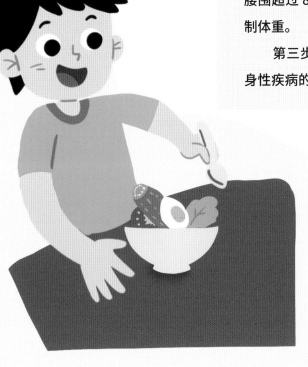

> ✕ **小提示——预防高脂血症三步走**
>
> 第一步，管住嘴——少吃油腻的、胆固醇含量高的食物。
>
> 第二步，迈开腿——坚持科学运动，控制体重和腰围。男性腰围超过 85cm，女性腰围超过 80cm 就是向心性肥胖，要积极控制体重。
>
> 第三步，作息规律，保持好心情，有全身性疾病的积极治疗。

甜蜜的负担

——血糖惹的祸

血糖水平过高会"伤心"吗?

空腹血糖	≥6.1mmol/L
餐后两小时血糖	≥7.8mmol/L
随机血糖	≥11.1mmol/L

血糖高

人们常说过犹不及,血糖也是同样的。血糖高会对血管,尤其是冠状动脉、肾动脉、脑动脉和眼底动脉造成损伤,进而使冠心病、肾衰竭、脑梗死、失明的风险升高。血糖高还会"伤心",导致心脏扩大、心功能不全、心力衰竭。

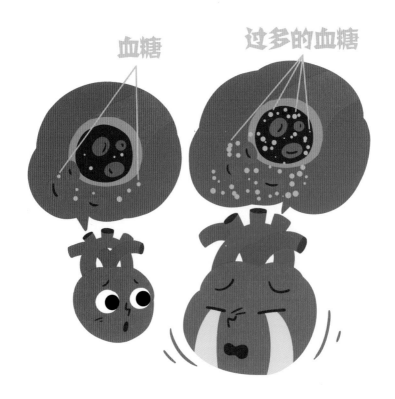

血糖　　过多的血糖

糖尿病的我怎么预防心脏损伤？

糖尿病本身不可怕，可怕的是没有认真对待它！遵医嘱，将血糖控制在理想范围内就可以避免高血糖对心脏造成进一步损伤。

🍩 建议50岁以下的糖尿病患者将空腹血糖控制在6.1mmol/L以下，餐后两小时血糖控制在7.8mmol/L以下。

🍩 高龄的患者或者合并严重的心、脑、肾脏疾病的患者，可以适当将血糖控制的范围放宽，空腹血糖可控制在7mmol/L左右，餐后两小时血糖控制在10mmol/L左右。

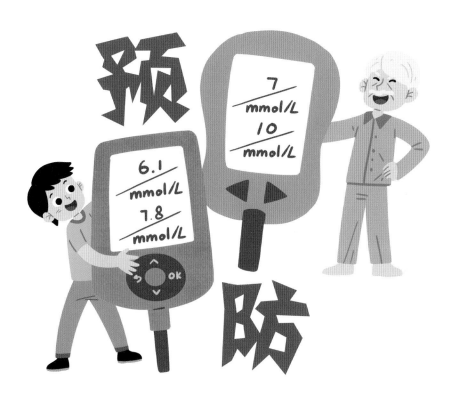

心跳漏了一拍

并不都是浪漫的

——心律失常

我们可以把心脏想象成一个"水泵"，泵依靠电能来运转。心脏里有个部位叫作"窦房结"（心脏起搏点），它是"水泵"的电能输出站，源源不断地供给心脏进行生理活动所需的电能；窦房结发射的电能通过心脏内的电路传导到每一个心肌细胞，接受电能的心肌细胞同步收缩，从而使心脏泵血。

医学上，心脏电能发射部位异常或传导异常被统称为"心律失常"。

窦性心律的真面目

许多人都不清楚心电图检查报告单上的"窦性心律"是什么意思，窦性心律是正常的吗？其实，凡是由窦房结产生的电能所引起的心脏跳动都属于窦性心律。也就是说，窦性心律是人体正常的心律。如果检查报告上出现"窦性心律"，这说明心脏跳动节律是正常的。

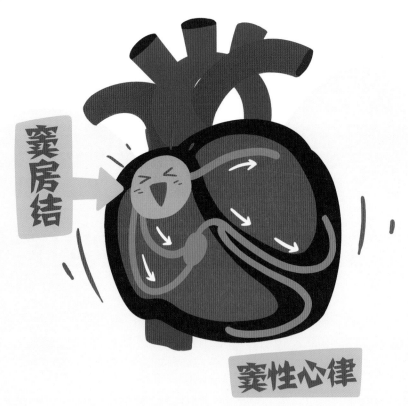

"小鹿乱撞"也可能是生病了
——心动过速

正常人静息状态下的心率为60~100次/分。

心动过速简单来说就是心跳太快，超过100次/分。如果总是出现心跳太快，感觉心悸不舒服，就需要到心内科就诊，看看是什么原因引起的。

心动过速包括窦性心动过速、阵发性室上性心动过速、室性心动过速、心房扑动、心房颤动、心室扑动和心室颤动等。

🌀 窦性心动过速常见于运动、精神紧张、发热、甲亢、贫血等，心脏常无器质性的损伤，去除原发病后，心率可恢复正常。

🌀 室上性心动过速（室上速）是指在心室以上的部位出现了除窦房结外的电能输出站。简单来说，阵发性室上性心动过速就是心脏里多了一条电路，使心跳变快。心跳虽然加快但是心跳的节律依然是规整的，没有"乱跳"。这种情况可以通过心脏微创手术——射频消融根治术来治疗，把多出的电路"剪断"。

📌 **小提示——阵发性室上速的急性发作期如何自救?**

可尝试刺激迷走神经来抑制心脏活动，如平卧位按摩单侧颈动脉窦（一般先按右侧后按左侧，切忌两侧同时按压）；Valsalva 动作（深吸气后屏气，再用力做呼气动作）；用勺、筷子或笔刺激舌根；用冰水泡脸等。

如果多次尝试上述方法仍无法缓解，须及时前往医院就诊，接受药物治疗或直流电复律治疗。

室性心动过速（室速）是指在心室内出现了除窦房结外的电能输出站。室性心动过速的危险性比室上性心动过速更高，患者常会感到心慌、胸闷，脑供血不足时出现头晕眼花等表现，甚至还会出现晕厥、全身冷汗、脸色苍白等情况，常常需要接受药物治疗或者紧急处理。发作时间在30秒以内的叫阵发性的室速，超过30秒的就叫持续性室速。

心房、心室扑动与颤动是心脏内出现许多环状折返小电路所致。这些小电路可以让心脏无法正常收缩泵血，进而使人体供血不足，甚至发生猝死。房扑和房颤的治疗常采用药物治疗、射频消融术和抗凝治疗；而室扑和室颤常常会导致心脏骤停，此时要立即开展心肺复苏并拨打急救电话"120"。

小提示——房颤患者的脑卒中风险会增加

当心房颤动时，心脏泵血能力下降，致使心房内血流淤滞，这就给血栓形成创造了条件。当血栓随着血流到达脑血管并将其阻塞时，就会发生脑卒中。心房颤动患者须在医生的指导下进行抗凝治疗，预防血栓形成。

心动过缓——真让人着急

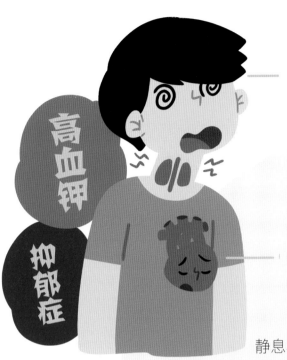

高血钾

抑郁症

静息状态下心率低于60次/分称为心动过缓。心动过缓时患者往往没有不舒服的感觉，只是在心率低于40次/分甚至更慢的时候，会觉得胸闷、没有力气、头晕眼花。长期运动的人或运动员的心率往往偏低，这并不是心动过缓。

常见的导致心动过缓的原因有感冒、甲状腺功能减退、颅内压增高、高血钾、抑郁症等。严重的心率减慢可能会导致晕厥，如果频繁发作，而自身机体又无法完全调节的心动过缓，须及时就医，严重者可能需要安装心脏起搏器（可以简单地把心脏起搏器理解为替代心脏窦房结的电能输出站，因人体本身的电能输出站——窦房结发射的电能不足以支持心脏跳动，而人工植入另一个电源）。

传导阻滞
——此路不通

简单地说，心脏传导阻滞就是心脏内的电路出现问题，使窦房结发出的电流不能顺利通过，进而影响心脏收缩跳动。根据心脏传导阻滞发生部位的不同，传导阻滞可分为窦房传导阻滞、房内传导阻滞、房室传导阻滞和室内传导阻滞等。不论是哪一种传导阻滞，都须经医生诊断后进行药物治疗或安装心脏起搏器。

小提示——心悸并不是心律失常

心悸是一种主观感觉，其症状的轻重主要取决于患者的敏感性。患者常常表现为心慌，有心脏下沉感、振动感、撞击感、停顿感及心跳不规律等。部分患者可能伴有胸闷气短、乏力、不能平卧、晕厥等症状。心悸多由心律失常引起。心律失常可以诱发心悸的感觉，但是心悸并不一定是心律失常导致的。

剧烈活动、精神过度紧张、大量吸烟及饮酒、饮浓茶和咖啡、妊娠，以及服用某些药物均有可能引起生理性心悸；而病理性心悸则常见于贫血、甲状腺功能亢进、发热、睡眠障碍、低血糖、某些心脏疾病等。

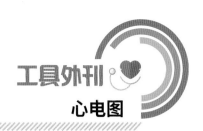

心电图是诊断心律失常是较为简便经济的方法，心电图可以发现心律失常并诊断心律失常的类型，为进一步诊治提供参考。然而，普通的心电图记录时间仅为 30 秒，在心律失常未发作时进行心电图检查，结果往往是正常的。为了避免这样的情况，医生会使用 24 小时动态心电图，这样可以记录 24 小时内的结果，极大地提高心律失常诊断的准确性。

除此之外，经食道心电图检查是将食道电极安置于心房后部的食道内，在描记心电活动的同时，可通过程序刺激检测多种参数，评价窦房结、房室结的功能。对于不明原因晕厥、心悸的患者，可通过该检查诱发或者终止心动过速，明确病因；对于部分心动过速发作难以终止的患者（尤其不宜药物治疗的孕妇），通过可控的电刺激，能让心跳回归正途，达到治疗的目的。

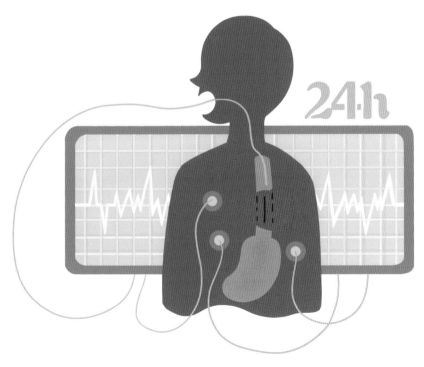

11

传说中的
"心门"

——心脏瓣膜

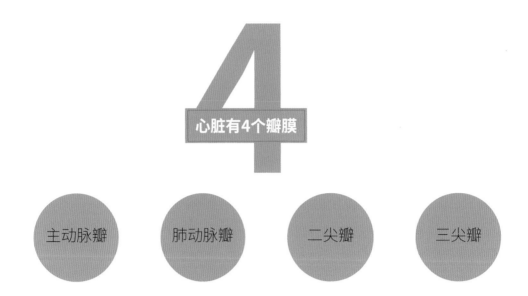

4
心脏有4个瓣膜

主动脉瓣　　肺动脉瓣　　二尖瓣　　三尖瓣

主动脉瓣

主动脉瓣位于左心室和主动脉之间，由3个叶瓣组成，是主动脉总阀门，控制全身血液，含氧的血液从这里流向全身。

主动脉瓣在疾病影响下会出现狭窄或关闭不全的情况，以呼吸道感染溶血性链球菌后引起的风湿性心内膜炎最常见，小儿感冒发烧时要尤其注意。主动脉瓣钙化会引起狭窄。还有一部分人有先天性心脏瓣膜病，就是先天性主动脉瓣二叶式畸形。

在早期，主动脉瓣狭窄可能不会对人产生显著影响，但随着瓣膜狭窄加重，心脏泵血越来越费劲，泵出的血液量越来越少，人会感觉胸闷、气短、胸痛。在这样的情况下，用力解大便，或者进行跑步、爬山等剧烈运动就容易出现脑供血不足，人就会感觉头晕眼花甚至晕厥。如果主动脉瓣狭窄长期得不到纠正，为了使泵出的血液能够通过主动脉瓣，心脏会加倍努力收缩泵血，长此以往会导致左心肥大，甚至发生心衰。

二尖瓣

二尖瓣位于左心房和左心室之间，主要作用是使血液顺畅地从左心房流向左心室，并且在心脏收缩的时候保证血液不会反流到左心房。二尖瓣关闭不全使心脏收缩期本该进入主动脉的血部分反流至左心房，使左心房压力升高，致使肺内血液难以回到左心房，淤积在肺血管，此时患者会感觉呼吸困难，气憋难受。当肺血管内淤积的血液达到一定量时会发生肺血管破裂，患者出现咳血的症状。长期二尖瓣关闭不全可使右心室内的血难以进入肺内，患者也会感觉到呼吸困难，气不够用。

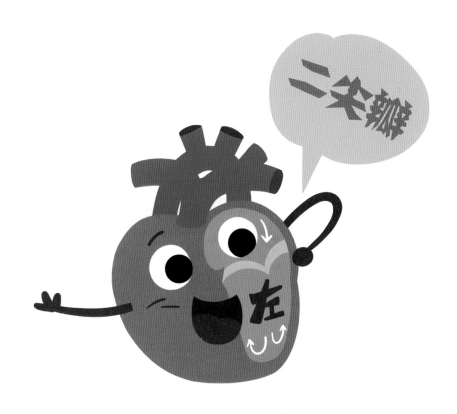

三尖瓣

　　三尖瓣位于右心房和右心室之间。和主动脉瓣一样，三尖瓣也由3个叶瓣组成。三尖瓣狭窄或关闭不全会造成右心房的血液难以回流到右心室，还会导致右心室内的血液反流回右心房，这均会使右心房压力升高，全身血液回流到心脏受阻，血液淤积在人体各处静脉内，患者会出现下肢水肿、胸腔积液、腹腔积液、颈静脉怒张等症状。三尖瓣狭窄或关闭不全也容易产生血栓，血栓如果进入肺血管会引起肺梗死。

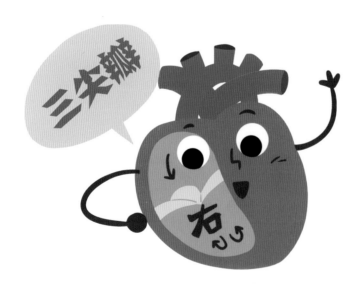

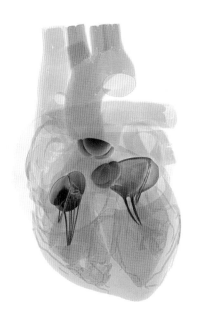

肺动脉瓣

肺动脉瓣位于肺动脉内，由3个瓣膜组成。常见的肺动脉瓣疾病是先天性肺动脉瓣狭窄，后天因素导致的肺动脉瓣疾病较少。肺动脉瓣狭窄会使右心流入肺动脉内的血液减少，右心室为了将血液送入肺动脉会代偿性地增生肥大，失代偿后就会出现心力衰竭。

✨ 小提示——如何知道心脏瓣膜还好吗？

（1）医生可以通过听诊器来判断瓣膜是否有杂音。

（2）心脏彩超是发现心脏瓣膜问题的有效手段。

（3）医生还会通过手掌触摸感受瓣膜有没有震颤。

针对心脏瓣膜疾病，医生会根据具体情况安排药物治疗或者心脏介入治疗。

先天性心脏病

　　正常人的心脏由4个"房间"构成，分别是左心房、左心室、右心房和右心室。左心房和右心房之间隔开的"墙"称为"房间隔"，左心室和右心室之间隔开的"墙"称为"室间隔"。左心房和左心室之间有一道可以单向打开的"门"称为"二尖瓣"（正常情况下血液只能由心房流到心室）。同理，右心房和右心室之间也有一道可以单向打开的"门"称为"三尖瓣"。从字面上不难理解，二尖瓣是由两片瓣膜组成的"门"，而三尖瓣是由三片瓣膜组成的"门"。

　　那血液是怎样循环的呢？全身的血液经上、下腔静脉回流到右心房，右心房内的血液经三尖瓣进入右心室，随后右心室又将血液泵入肺动脉，血液经过肺动脉时还需通过一道"门"——肺动脉瓣。进入肺内的血液在进行充分的气体交换后经肺静脉回到左心房，左心房内的血液通过二尖瓣进入左心室，最后，左心室将富含氧气的血液泵入主动脉。同样的，血液经过主动脉时也要通过一道"门"——主动脉瓣，再由各级动脉运送至全身。为什么心脏和血管内需要有这些单向开放的"门"呢？因为这样能够保障血液流动的单向性。

什么是先天性心脏病？

先天性心脏病简称先心病，顾名思义，就是一出生就存在的心脏疾病，是胎儿时期心脏在发育过程中出现问题导致的。常见的先心病包括房间隔缺损、室间隔缺损、动脉导管未闭、卵圆孔未闭、法洛四联症等。

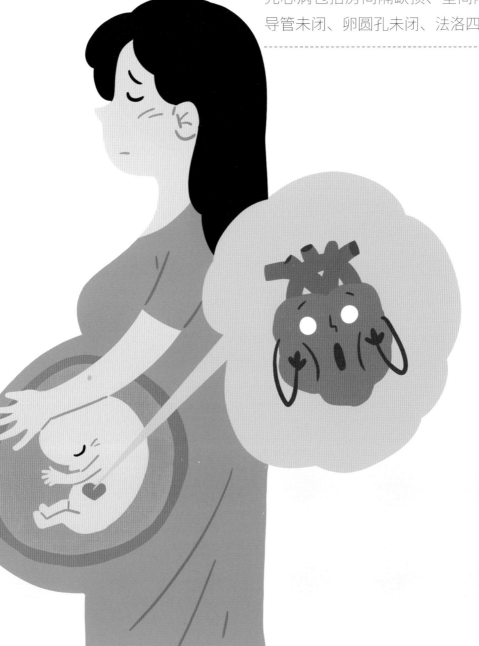

房间隔缺损

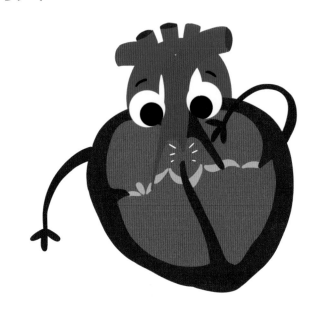

　　静脉血满载着二氧化碳经由右心房→右心室→肺动脉的路线进入肺。在肺内，血液中的二氧化碳被氧气所替换（这一过程称为"肺循环"），饱含氧气的血液回流到左心房，并经由左心室到达主动脉，经主动脉流向全身，供给人体各组织器官氧气（这一过程称为"体循环"）。

　　房间隔缺损就是分隔左、右心房的"墙壁"上有缺口，由于左心房压力比右心房压力高，血液在压力作用下通过缺口由左心房流入右心房，这就导致肺动脉内血液增多，经主动脉流入体循环的血液减少。房间隔缺损会导致孩子从小容易感冒、咳嗽、发烧，甚至发生肺炎，体力不如其他同龄儿童。

　　一般建议患儿在学龄前通过介入治疗封堵房间隔缺损的地方，即用一个盘状物把缺损处给封堵起来。封堵后要定期复查心脏彩超，看看封堵盘的状况。不适合封堵缺损治疗的患儿可能要进行外科开胸手术修补。

室间隔缺损

室间隔缺损就是分隔左、右心室的"墙壁"上出现了破口，血液会从左心室通过破口流入右心室。室间隔缺损的孩子在儿童时期经常发生感冒发热和肺部感染，肺动脉血液量长期增加，肺动脉压力增大，右心室扩大，引起心力衰竭。

🔎 小型室间隔缺损的患儿通常没有症状。

🔎 中型室间隔缺损的患儿在体力劳动后会出现呼吸困难。

🔎 大型室间隔缺损会导致患儿全身青紫、呼吸困难、不能进行正常活动。

因此，对于室间隔缺损，早期发现、早期做封堵手术至关重要。

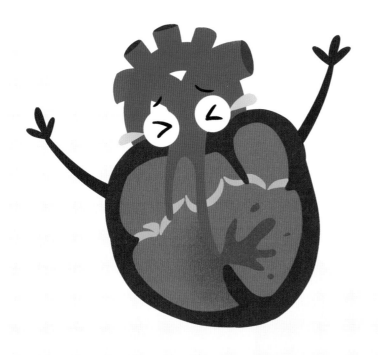

动脉导管未闭

　　胎儿的血液循环与新生儿的大不相同。动脉导管是胎儿血液循环中位于主动脉和肺动脉之间的一个通道，正常情况下出生后数个月内会自然闭合，如果超过1岁后仍没有闭合就称为动脉导管未闭。一旦发现动脉导管未闭就要定期复查心脏彩超，必要时进行封堵手术。

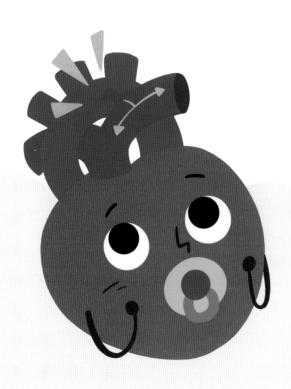

卵圆孔未闭

卵圆孔是胚胎时期房间隔上的小孔，出生后5～7个月可以自行闭合，如果没有闭合，就称为卵圆孔未闭。通常卵圆孔非常小，不会影响心脏血液流动，但是卵圆孔未闭的患者会经常头痛。通过心脏彩超检查可以发现卵圆孔未闭，医生会根据实际情况考虑是否予以封堵。

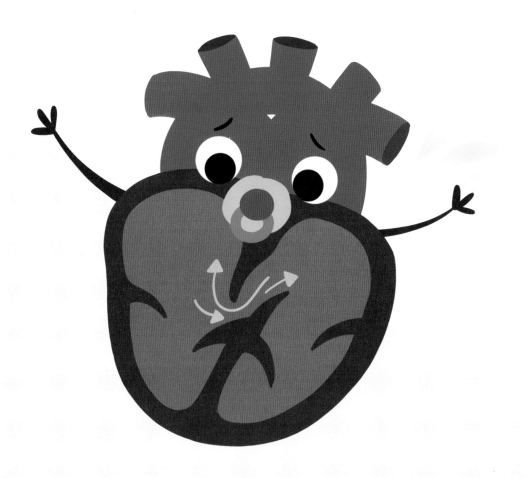

法洛四联症

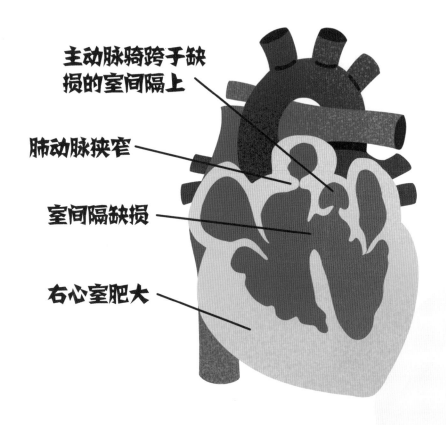

主动脉骑跨于缺损的室间隔上

肺动脉狭窄

室间隔缺损

右心室肥大

　　法洛四联症是一种联合的先天性心血管畸形，包括肺动脉狭窄、室间隔缺损、主动脉骑跨于缺损的室间隔上、右心室肥大4种异常。患者从小就会出现全身青紫和呼吸困难，容易感到疲劳，走一段路就需要停下来休息一会儿，严重缺氧时有可能导致昏厥。法洛四联症一经发现须立即进行手术治疗，儿童期未经手术治疗者多于20岁以前死亡。

如何发现先天性心脏病？

说了这么多先天性心脏病，那我们应该如何及时发现它们呢？其实最简单的方法就是体检。体检时医生会借助听诊器听听心脏的声音，如果发现杂音，医生会通过心脏超声检查进一步确认。

如果房间隔或室间隔缺损较小，借助听诊器难以发现端倪，就必须通过心脏超声才能找到缺损。对缺损大的情况，医生通过听诊器就可以听到杂音。

动脉导管未闭也可以通过听诊器听到响亮的杂音，就像机器轰鸣。

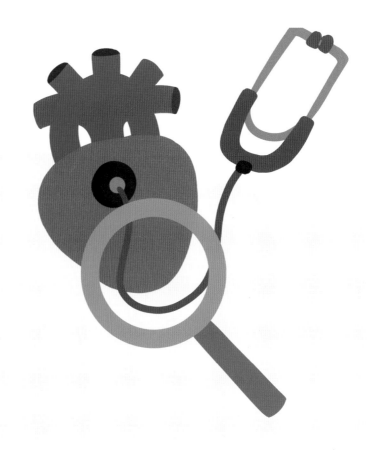

心脏的救兵

——心脏介入治疗

关于心脏介入治疗

简单来说，心脏介入治疗就是心内科医生在影像学的指导下将导管插入血管中并通过导管运送特定器械到指定位置来治疗心脏疾病的方法。冠心病、先天性心脏病、心脏瓣膜病、心律失常（常见阵发性室上速、房速房颤、心动过缓、病态窦房结综合征、三度房室传导阻滞）都可以采用心脏介入治疗的方法。

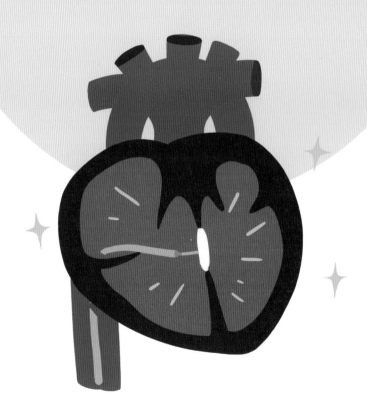

心脏介入治疗的"十八般武艺"

冠状动脉造影术

冠状动脉造影就是通过桡动脉（位于小臂的一根血管）穿刺将导管送至心脏，医生通过导管向冠状动脉注入造影剂（相当于一种染色剂，可以使人体血管着色），造影剂会随着血液流向冠状动脉，使冠状动脉显影，医生就可以清晰地看到冠状动脉血管有没有狭窄或者闭塞。

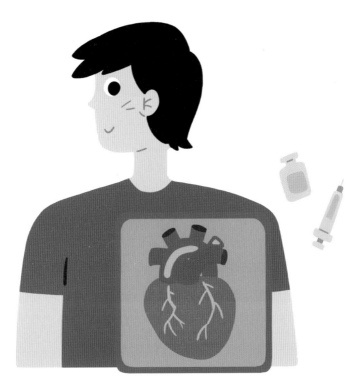

📌 **小提示——进行冠状动脉造影的注意事项**

（1）检查前排空小便。

（2）检查前不要吃得太饱。

（3）检查过程中配合医生，尽量放松。

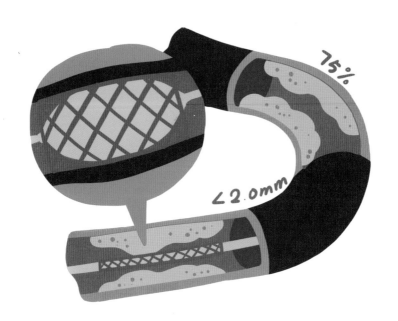

　　植入支架其实就是在冠脉里放一个小支架，将狭窄或堵塞的血管给支撑起来。做冠脉造影检查时如果发现冠脉存在严重狭窄或堵塞，可以即刻植入支架，无须重复操作。

　　只要冠状动脉狭窄达到 50% 就属于冠心病的范畴了，但此时还不需要植入支架，所以不是所有的冠心病都要植入支架治疗。冠状动脉狭窄不严重的时候一般先考虑药物治疗，此时患者的任务就是积极控制冠心病的危险因素，遵医嘱服药，不要随便停药。

　　当冠脉狭窄超过 75% 时，患者会出现典型的症状——一进行体力劳动就胸痛。只有到这个时候医生才会考虑植入支架。也就是说，冠脉支架植入是到了不得不进行的时候医生才会考虑使用的治疗方法。

经皮冠状动脉介入治疗

——冠状动脉支架上任记

经皮冠状动脉介入治疗其实就是我们常说的放支架治疗。让我们来看看这小小的支架是如何完成了不起的救人重任的！

第一步，铺设线路

和冠状动脉造影一样，医生先经桡动脉将导管送到心脏。这条导管就是小小支架"走马上任"的线路。线路铺设完毕，小小的支架就要动身了。

第二步，抵达工作场所

医生先用一个球囊把狭窄的血管扩张开，帮助支架顺利抵达指定的位置，随后医生便将支架释放，这样支架就留在血管内发挥作用了。

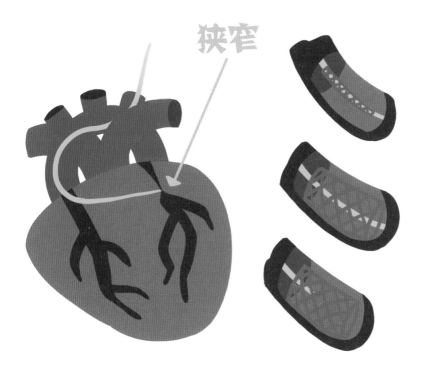

狭窄

这小小的支架会不会移位、脱落？它会不会"坏了"？NO！这小小的支架肩负着大大的责任，它既不会移位也不会脱落，它没有保质期，可以一直发挥作用。

　　患者植入冠脉支架后需要配合服用治疗冠心病的药物，控制好相关的危险因素，如戒烟、控制体重、饮食少油少盐等，避免动脉再次狭窄闭塞。

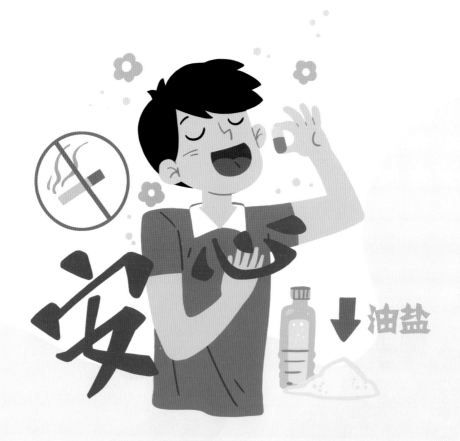

冠脉支架是通过介入手段植入支架把冠状动脉狭窄的地方扩张开的治疗方法，是心内科常见的微创手术，不需要全身麻醉，只需要经桡动脉放入导管就能完成操作，属于内科治疗。

冠脉搭桥属于外科治疗方法，手术需要挪用患者大腿处或者脖颈处的一根健康血管，通过"架桥"的方式，替换原有的病变血管，使血液从新接的血管中通畅地流过。

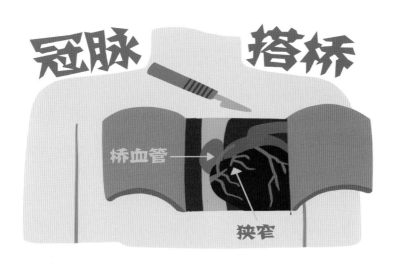

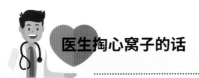

医生掏心窝子的话

有别于心脏开胸手术，心脏介入治疗不需要开胸。心内科介入治疗不是心脏搭桥手术，心脏搭桥手术是外科手术。大部分心脏疾病都可以通过心脏介入治疗来处理，只有特殊情况才需要开胸手术治疗。医生会根据实际情况判断是需要外科手术治疗还是内科介入治疗。

安装起搏器
——给心脏找个帮手

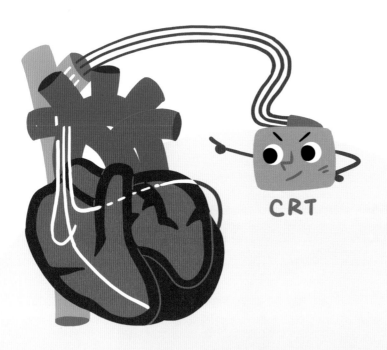

CRT

　　心脏起搏器是一种植入人体内的电子治疗仪器。它由三个部分组成：电池、导线和脉冲发生器。电池负责提供能量，脉冲发生器负责产生电脉冲，导线负责将电脉冲传输到心脏，刺激电极所接触的心肌。

　　常见的需要安装起搏器进行治疗的心脏疾病有窦性停搏、三度房室传导阻滞、病态窦房结综合征。这三类疾病的共同特点是患者的心率减慢导致脑供血不足，出现头晕、乏力的情况，甚至发生晕厥。安装起搏器可以把心率调整到正常范围，让此类患者不再头晕目眩。心脏起博器可以防止心脏骤停。

然而，不是只有心率慢的患者才需要安装起搏器哦！对于心率太快的患者，尤其室速、室颤的患者，医生也会建议安装起搏器。但针对这种情况，患者需要的并不是普通的起搏器，而是带电除颤功能的起搏器。当患者发生室速、室颤的时候，这类起搏器能及时给心脏电击，就像体外除颤器一样，通过电击挽救生命。

　　当心脏扩大导致心力衰竭的时候，左、右心室收缩的步调就不一致了，就会影响心脏收缩的力度，从而加重心力衰竭。针对这种情况，也可以安装起搏器使左、右心室收缩同步，让心功能得到改善。

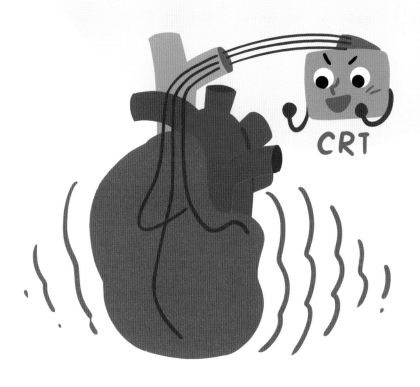

对付先心病的好帮手——封堵治疗

房间隔缺损口达5mm以上的患者可以考虑接受封堵治疗，即经下肢静脉放入导管，再经导管输送封堵盘到指定位置将房间隔缺损堵住。如果患者可以配合医生完成操作，治疗过程中就不用进行全身麻醉，否则建议在全身麻醉的前提下进行治疗。

对房间隔缺损的患儿，医生建议学龄前完成治疗。

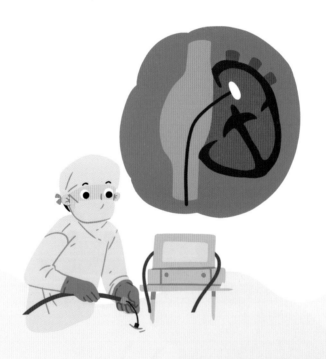

对动脉导管未闭的患者，医生也是从其大腿处的股动脉或股静脉插入导管，通过导管输送封堵盘把动脉导管缺损堵住。

上述先天性心脏病通过内科介入治疗几乎就可以治愈，只有特殊情况才会考虑外科开胸修补。

心脏瓣膜病的介入治疗

　　常见的心脏瓣膜病有二尖瓣、三尖瓣、主动脉瓣及肺动脉瓣的狭窄和关闭不全。

　　二尖瓣狭窄可以通过介入治疗来处理：通过导管把球囊输送到二尖瓣狭窄处进行球囊扩张，把狭窄的二尖瓣扩张开。肺动脉瓣狭窄也可以采用相同的方法治疗。

　　大多数主动脉瓣狭窄可以进行介入治疗，即用球囊扩张血管，利用导管送入人工主动脉瓣，使之代替原有的主动脉瓣。但针对特殊情况还是需要外科开胸手术。

　　针对动脉瓣关闭不全的情况，医生首先会评估能不能通过内科介入治疗，在介入治疗难以发挥作用的情况下才考虑外科手术。

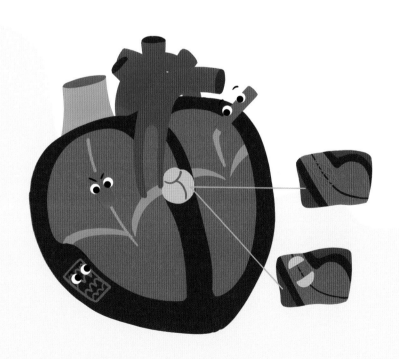

心脏射频消融术

　　心脏射频消融技术是将导管插入血管，并沿着血管到达心脏，再经导管把特殊的仪器运送到心脏。这些仪器可以发挥剪刀一样的作用，将心脏内多余的电路给剪断，从而用于治疗室上性心动过速、室性心动过速、心房扑动、心房颤动等。

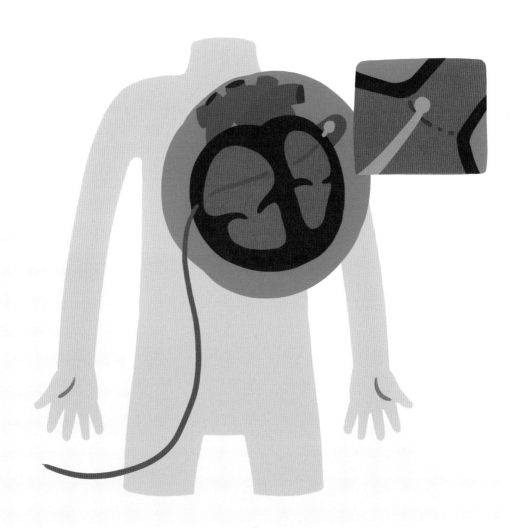

心包炎与心肌炎

在介绍心包炎和心肌炎之前，我们需要简单了解一下心脏的结构。心脏最外面的一层叫作心包，可以将其理解为穿在外面心脏的"外衣"，往里深入依次为心外膜、心肌和心内膜。

什么是心包炎？

心包炎就是心脏的"外衣"因为细菌感染（结核杆菌不仅会对肺部下手，也会感染心脏）或病毒感染而出现问题。心电图、心脏彩超、血液生化等检查均能够提示心包炎的相关异常。需要注意的是，结核杆菌引起的心包炎若长期不予治疗会导致心包粘连（好比心脏外面套了一个没有弹性的罩子，心脏的舒缩活动受到限制），进而发展为缩窄性心包炎，使心脏舒张功能受影响。这种情况可能需要外科开胸手术进行心包剥离治疗。

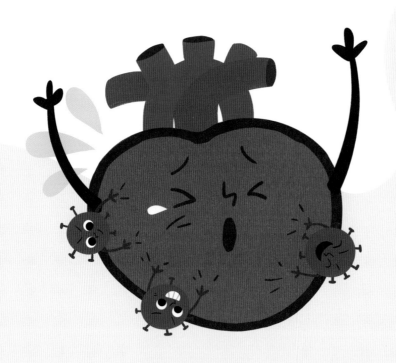

心包积液

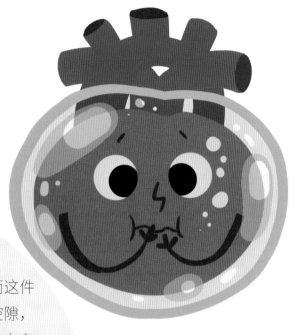

心包是心脏外面的"衣服"，而这件"衣服"有两层，两层之间有一小腔隙，称为心包腔。正常情况下，心包腔内有20～50mL液体，即心包液。心包腔内液体异常增多的情况就称为心包积液。各种病因导致的心包炎均可导致心包积液。当心包积液达到一定量时会挤压心脏，从而使心脏的舒缩活动受限，回流入心脏的血液和心脏泵出的血液都会减少，发生心包压塞。这时患者会感到呼吸困难、憋闷，还会出现血压低、心率快的情况。

如果心包积液在短时间内大量增加是非常凶险的。心脏被心包腔液体围堵，跳动变得没有力量，患者会出现极度呼吸困难、大汗淋漓、休克、意识丧失。这个时候唯一解救的办法是进行心包穿刺，及时把心包腔里面的液体抽吸出来，缓解心脏遭受的压迫。

什么是心肌炎？

　　心肌炎就是心脏的心肌发生了炎症，病毒感染是诱发心肌炎的主要原因。突然出现胸痛、心率快、呼吸困难的患者，如果前几天曾有感冒发热的情况，就要警惕是否遭遇了心肌炎。诊断心肌炎一般需要进行心电图检查、心肌酶检查、心脏彩超，特殊情况需要做心脏核磁检查。为排除冠心病的可能，患者还需要做冠脉造影检查。

　　一旦诊断为心肌炎，患者要积极接受治疗，注意休息，避免劳累。有的心肌炎患者经过治疗，7~10天可以恢复；但有些则比较严重，稍不注意就会引起休克，甚至猝死，所以千万不要大意。

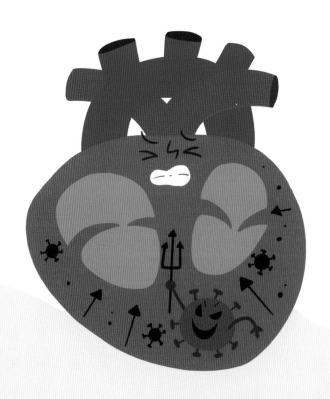

分手快乐！想与心肌炎告别请这样做

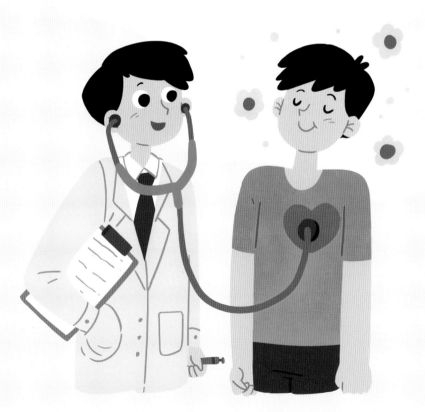

🌀 放宽心，好好休息，不要焦虑担心。病毒性心肌炎其实也是自限性疾病，就像病毒感染一样，一般情况下7~10天就会恢复。

🌀 吃容易消化的食物，以清淡饮食为主。

🌀 积极配合医生治疗。根据每个人的情况，医生会有针对性地给予治疗。相信医生，积极配合治疗是明智的选择。

预防大于治疗

❶ 提升免疫力

想要远离疾病，最好的办法就是提升免疫力。免疫力强了，疾病自然无法靠近。想要增强免疫力就要加强体育锻炼，保持心情愉悦，规律作息。

❷ 感冒时要好好休息

如果感冒了要及时休息。感冒了还熬夜消耗自己可不行！

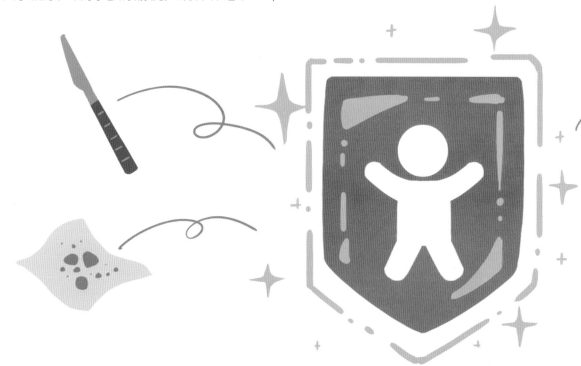

❸ 控制血压、血糖和血脂

将血压、血糖和血脂控制在正常范围内。经常服用免疫抑制剂的患者一定要关注这三项指标。

❹ 不要听信谣言

想要身体健康就要采用科学的方法，不能听信谣言，不要服用"江湖药"，更不要一有头疼脑热就服用激素或者抗生素。

先天性心脏病患者、心脏瓣膜病患者、吸毒人员、长期服用免疫抑制剂的患者容易得心内膜炎。长期的心内膜炎症会使心脏瓣膜处滋生赘生物。这些赘生物留在心脏瓣膜处就会堵塞瓣膜口，阻碍血液流动，诱发急性心力衰竭。这些赘生物如果随着血液流出心脏也非常危险，它们可能堵塞脑动脉、肾动脉，引起脑梗死、肾梗死。

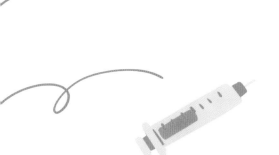

工具外刊

经食管超声心动图检查，更近距离看"心"

经食管超声心动图检查是指经将超声探头从食管插入到心脏后方的左心房附近，从心脏后面近距离观察心脏内部病变的检查方法。检查的方式与胃镜相似，患者会稍感不适，但一般都能耐受。其优点是能够避免肺部气体对检查视野的影响，让图像更加清晰。

主动脉夹层

主动脉夹层的真相

　　主动脉由内膜、中膜和外膜三层膜组成。主动脉夹层就是主动脉内膜撕裂，血液从撕裂口进入内血管壁，随着进入的血液增多撕裂口会越来越大，形成两个腔。一个是原本的动脉腔，称为真腔；一个是血液经内膜破口进入内膜和中膜形成的假腔。撕裂形成的假腔会压迫真腔，使动脉内血流受阻，从而出现相应器官缺血。

　　主动脉夹层好发于胸、腹部大动脉。这些大动脉任务繁重，输送的血液量多且血流速度非常快，一旦主动脉夹层进展为血管破裂，血液就会奔涌而出，这是非常危险的。此时如果不紧急治疗，患者会有生命危险。

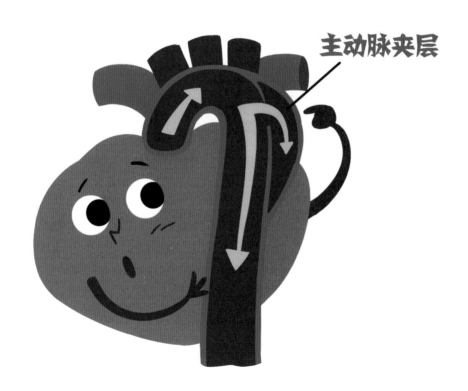

主动脉夹层

如何发现主动脉夹层？

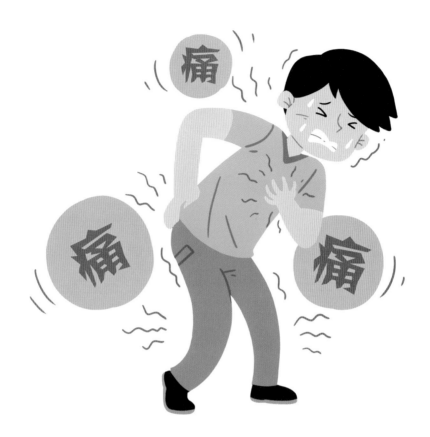

　　主动脉夹层最常见的症状就是剧烈胸痛，痛得就像刀割一样，有的患者还会出现背痛、腰痛、下肢痛。还有的患者会出现头晕、晕厥、声音嘶哑、下肢冰凉、小便减少（甚至没有小便）等情况。

　　拍胸片和心脏彩超是比较快速便捷的检查方法。胸片能够提示主动脉增宽，心脏彩超可以发现破裂口，CTA（CT血管造影术）可用于确诊。测量双上肢血压也是一个检查方法，如果两侧血压相差20mmHg以上，就有可能是主动脉夹层。

主动脉夹层为什么找上你？

　　高血压长期未予纠正，血管内膜在血液冲击下容易被撕裂。高脂血症引起动脉粥样硬化也容易导致血管内膜出现撕裂口。还有少数主动脉夹层是先天因素导致的（如马方综合征）。

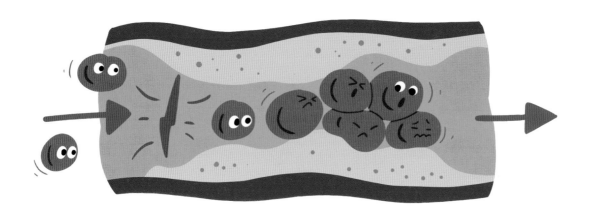

📌 小提示——遇上主动脉夹层你得这样做

　　主动脉夹层的患者其血压往往都非常高，心率快。确诊主动脉夹层的患者不要着急，要立即卧床休息，保持平静，不要大声说话；饮食要吃容易消化的、稀软的食物，每一餐不要吃得太饱；配合医护人员，做好血压、心率等指标的监测。

　　病情允许的患者，可以行介入治疗植入带膜支架，把大血管夹层撕裂口完全封闭。病情较特殊的患者则需要接受外科开胸手术，修补撕裂口。

附录　心肺复苏这样做

看到有人晕倒要先判断其是否还有意识和呼吸，确认是否为心搏骤停患者。切忌直接进行胸外按压！

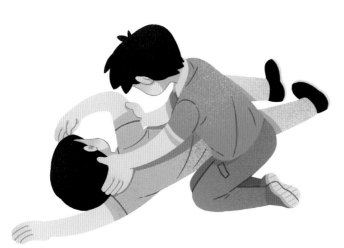

1

急救第一步：摆放仰卧体位并快速识别

拍双肩，唤双耳，搭脉搏，10秒钟内判断是否为心搏骤停。

2

急救第二步：呼救，拨打"120"

冷静告知地点与明显位置并派人到街口指引救护车。

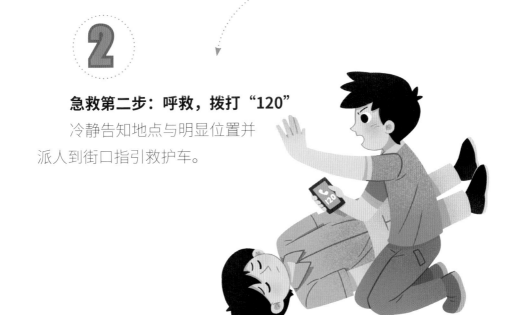

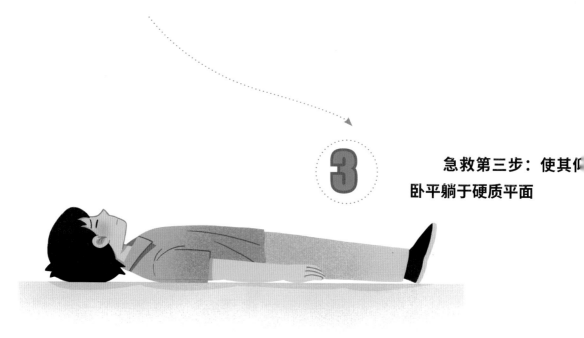

急救第三步：使其仰

卧平躺于硬质平面

急救第四步：解开其衣领、腰带，实施胸外按压

（1）心脏按压部位确定：两乳头连线中点或剑突上两横指处为心脏按压部位。

（2）按压姿势：多采用跪姿，双膝平患者肩部。双手垂直按压。

（3）心脏按压幅度及频率：

用力压：幅度5~6cm。

快速压：频率100~120次/分。

根据上述要求按压30次，再按第六步要求，进行口对口人工呼吸2次。

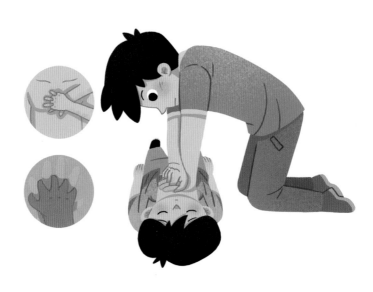

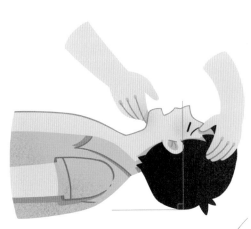

急救第五步：开放气道

头侧位清理口鼻分泌物及异物，再按额抬颏（疑有颈椎损伤者忌用，可抬举下颌）开放气道。

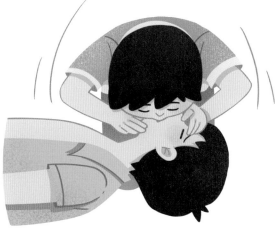

急救第六步：人工吹气2次，即捏鼻，口对口吹气

胸外按压30次加人工呼吸2次为1个循环，操作5个循环或2分钟后再判断患者颈动脉搏动。

如颈动脉搏动未恢复，继续进行心肺复苏，重复第四步、第五步、第六步直到医生到达。

如颈动脉搏动已恢复，则判断呼吸是否恢复，如仅呼吸未恢复，单做人工呼吸频率 10~12 次 / 分，并每 2 分钟检查脉搏 1 次。

如颈动脉搏动、呼吸都已恢复，则安置体位、头侧位，做好保暖，等待救援，并每2分钟检查脉搏呼吸直到医生到达。